3D 人体解剖
百科手册

［日］水岛章阳◎著　孙　越◎译

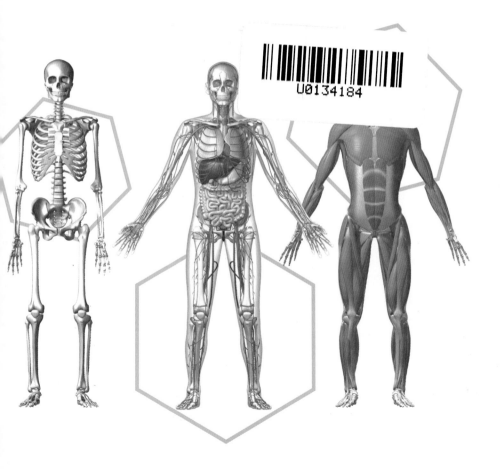

河北科学技术出版社

前言

据世界卫生组织发布的《2016世界卫生统计》报告显示，中国男性的平均寿命为74.6岁，女性的平均寿命为77.6岁。然而，日本男性的平均寿命已达到85.50岁，排名从前一年的世界第四上升至世界第三；女性的平均寿命为86.83岁，已经三年蝉联世界首位。与此同时，日本全国每年的医疗费也高达400万亿日元（约人民币23.5万亿元）。

在一个完全进入了老龄化的社会中，解决各种社会问题、增强人们幸福感的最佳方法不再是单纯地提高人均寿命，而是让人们能够"在长寿的同时拥有一个健康的体魄"、重视"健康寿命"的重要性。

因此，人们对"预防医学"（这是一门能够让人们防止生病、在生病时防止病情演化、在病愈后防止复发的学问）必要性的理解也越来越深刻。

笔者长年以来致力于推广一种名为"STREKKUS"的体操，期望通过这种方式帮助人们尽量阻绝疾病的发生、维持健康的体魄。笔者现已出版了《肌肉的结构与作用》《骨和关节的结构与作用》《内脏的结构与作用》（日本文艺社出版）3本著作，以期为相关从业人员（体育训练师、柔道整复师、针灸师、理疗师）提供教学参考，同时也帮助普通读者更加深入地了解自己的身体。

笔者此次将已经出版的3本书籍与身体中重要的脑、细胞、神经等相关内容汇为一册重新出版，希望能对各位读者维持健康的身体提供些许帮助。

九州医疗体育专业学校（学校法人国际学园）

理事长 水岛章阳

目录 contents

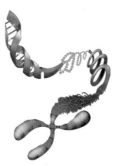

第二章　脑的结构与功能

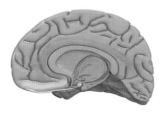

第三章 骨和关节的结构与功能

头部的骨

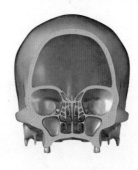

上肢的骨与关节

躯干的骨与关节

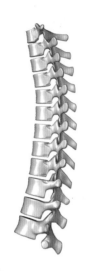

下肢的骨和关节

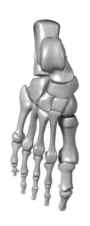

第四章 肌肉的结构和功能

头部、颈部的肌肉

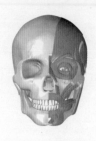

上肢的肌肉

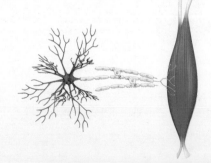

躯干的肌肉

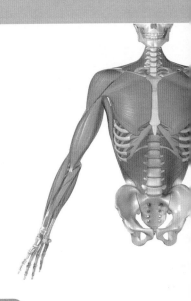

下肢和足部肌肉

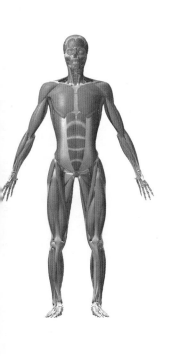

第五章 内脏的结构和功能

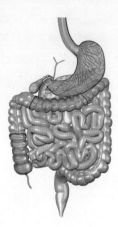

呼吸系统和循环系统

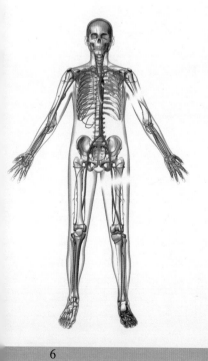

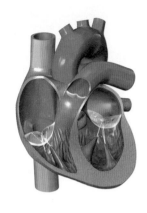

泌尿生殖系统、内分泌系统和感觉系统

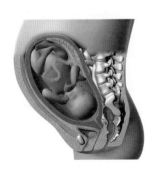

本书的阅读方法

◆ 第一章 细胞和基因的结构

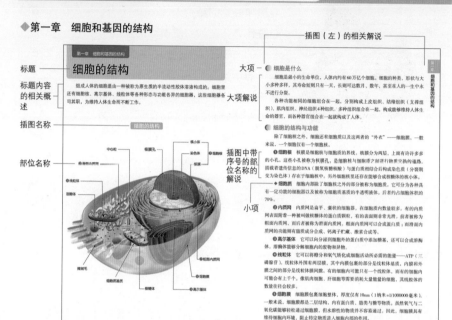

插图（左）的相关解说

标题

标题内容的相关概述

插图名称

部位名称

大项

大项解说

插图中带序号的部位名称的解说

小项

第一章 细胞和基因的结构

细胞的结构

组成人体的细胞是由一种被称为原生质的半流动性胶体溶液构成的。细胞里还有细胞核、高尔基体、线粒体等各种形态与功能各异的细胞器，这些细胞器各司其职，为维持人体生命而不断工作。

细胞的结构

中心粒　核膜孔　核小体　染色体　核膜　核仁

溶酶体　滑面内质网　线粒体　鞭毛　微绒毛　细胞质基质　核糖体　粗面内质网　细胞膜　高尔基体

● 细胞是什么

细胞是最小的生命单位，人体内约有60万亿个细胞。细胞的种类、形状与大小多种多样，其寿命短则只有一天，长则可达数月、数年，甚至在人的一生中永不进行分裂。

各种功能相同的细胞组合在一起，分别构成上皮组织、结缔组织（支撑组织）、肌肉组织、神经组织4种组织。多种组织组合在一起，构成能够维持人体生命的器官，若各种器官组合在一起就构成了人体。

● 细胞的结构与功能

除了细胞核外，细胞核还有细胞质以及这两者的"外衣"——细胞膜。一般来说，一个细胞仅有一个细胞核。

❶细胞核　核膜是细胞核与细胞质的界线，核膜分为两层，上面有许许多多的小孔。这些小孔被称为核膜孔，是细胞核与细胞质之间进行物质换的通道。搭载着遗传信息的DNA（脱氧核糖核酸）与蛋白质相结合构成染色质（分裂期变为染色体）存在于细胞核内，另外细胞核里还存在能够合成核糖体的核小体。

❷细胞质　细胞核外部的细胞核之外的部分被称为细胞质。它可分各具有一定功能的细胞器以及细胞质基质的半透明液体。后者约占细胞体积的70%。

❸内质网　内质网是扁平、囊状的细胞器，在细胞质内数量较多。有的内质网表面附着一种被叫做核糖体的蛋白质颗粒，有的表面则非常光滑。前者被称为粗面内质网，而后者被称为滑面内质网。粗面内质网可以合成蛋白质；面滑面内质网的功能则有脂质或分成、钙离子"贮藏、激素合成等。

❹高尔基体　它可以向分泌到细胞外的蛋白质中添加糖基，还可以合成储存、溶酶体能够分解细胞内的废物和异物。

❺线粒体　它可以将精与氧转化全细胞活动所必需的能量——ATP（三磷腺苷）。线粒体外围有两层膜，其中内膜包裹的部分是线粒体基质。内膜和外膜之间的部分是线粒体膜间隙。有的细胞内可能只有一个线粒体，而有的细胞则可能会有上千个。像肌肉细胞、肝细胞等需要消耗大量能量的细胞，其线粒体的数量往往会较多。

❻细胞膜　细胞膜包裹细胞整体，厚度仅有10nm（1纳米=1/1000000毫米）。一般来说，细胞膜是二层结构，内有蛋白质、脂质与糖等物质。质物氧气与二氧化碳能够轻松通过细胞膜，但水分则可能的物质并不容易通过。因此，细胞膜具有维持细胞内环境，阻止特定物质进入细胞内部的作用。

002　003

◆ 第四章 肌肉的结构与功能

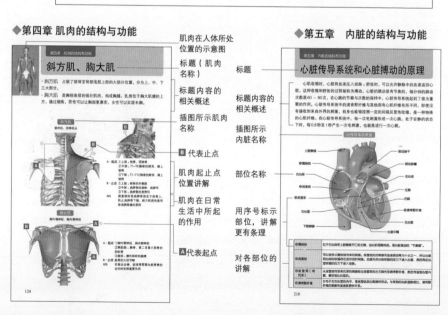

肌肉在人体所处位置的示意图

标题（肌肉名称）

标题内容的相关概述

插图所示肌肉名称

Ⓐ 代表止点

肌肉起止点位置讲解

肌肉在日常生活中所起的作用

Ⓐ 代表起点

第四章 肌肉的结构与功能

斜方肌、胸大肌

· 斜方肌　占据了颈背至背部浅层上部的大部分位置，分为上、中、下三大部分。

· 胸大肌　是胸部表层的强壮肌肉，构成胸廓。乳房位于胸大肌膜的上方，通过锻炼，男性可以让胸部更厚实，女性则可以丰实身胸。

斜方肌

A—起点　③上部：枕骨、项韧带　②中部：T1～T6胸椎棘突、棘上韧带　③下部：T7～T12胸椎棘突、棘上韧带

B—止点　①锁骨的外侧部　②肩峰、肩胛冈上缘　③肩胛冈下缘

ADL　在肩部受力时稳定肩胛骨的位置，并将手臂上提。另上，肩部用力时，斜方肌还起到让肩胛骨向脊柱骨靠拢的作用

胸大肌

A—起点　①锁骨（锁骨部）、胸骨、第二至第六肋软骨　②腹直肌鞘前叶

B—止点　肱骨大结节嵴

ADL　与三角肌一起将手臂向前伸出的时候会发挥作用

124

◆ 第五章 内脏的结构与功能

标题

标题内容的相关概述

插图所示内脏名称

部位名称

用序号标示部位，讲解更有条理

对各部位的讲解

第五章 内脏的结构和功能

心脏传导系统和心脏搏动的原理

心肌收缩时，心脏将血液压入动脉；舒张时，心脏扩大，可以允许静脉中的血液返回心脏。这种收缩和舒张的过程被称为搏动。心脏的搏动是有节奏的，每分钟的搏动次数是60～80次，在心脏的节拍与次数的保持中，心脏传导系统起到了极为重要的作用。心脏传导系统的浦肯野纤维与其他部分心肌纤维相互不同，即使没有传递刺激来自心脏外界的刺激，自身也能按照一定的间隔及节奏收缩，进一步传递给心肌纤维。在心脏传导系统中，每一电刺激激起一次心跳。处于安静的状态下下，每0.8秒至1秒产生一次电刺激，也就是进行一次心跳。

心脏传导系统

上腔静脉　主动脉干　窦房结　房室结　左心房　右心房　左心室　右心室　左束支　右束支　浦肯野纤维　房室束　下腔静脉　心尖　房室束

❶窦房结　位于右心房与上腔静脉开口处的位置，由心肌细胞构成，是心脏搏动的"起搏器"

❷房室结　搏动从窦房结传向房室结，传到房室结后，其传导速度会一时减慢。由于心室中血液的注入需要时间，因此这一时间差可以让心室充满血液，然后再收缩

❸房室束（希氏束）　从窦房结传来的搏动经过房室结后会沿着房室束继续传向心室，最后又分为左右束支

❹浦肯野纤维　搏动沿左右束支传向心尖，然后再沿浦肯野纤维向上传导，并与其他的心肌相连，将传导纤维的刺激传向心室壁，使收缩速度保持均一

218

8

第一章

细胞和基因的结构

细胞的结构

组成人体的细胞是由一种被称为原生质的半流动性胶体溶液构成的。细胞里还有细胞核、高尔基体、线粒体等各种形态与功能各异的细胞器，这些细胞器各司其职，为维持人体生命而不断工作。

细胞的结构

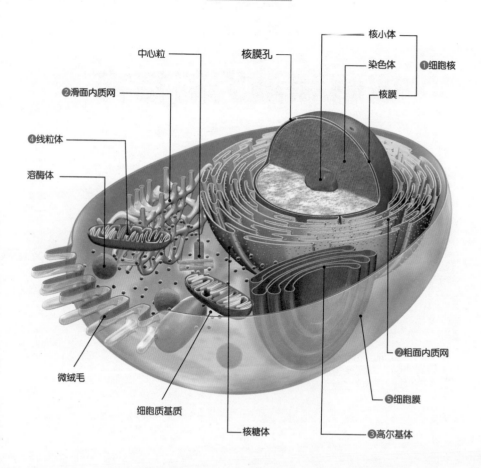

🌓 细胞是什么

细胞是最小的生命单位，人体内约有60万亿个细胞。细胞的种类、形状与大小多种多样，其寿命短则只有一天，长则可达数月、数年，甚至在人的一生中永不进行分裂。

各种功能相同的细胞组合在一起，分别构成上皮组织、结缔组织（支撑组织）、肌肉组织、神经组织4种组织。多种组织组合在一起，构成能够维持人体生命的器官，而各种器官组合在一起就构成了人体。

🌓 细胞的结构与功能

除了细胞核之外，细胞还有细胞质以及这两者的"外衣"——细胞膜。一般来说，一个细胞仅有一个细胞核。

❶细胞核 核膜是细胞核与细胞质的界线。核膜分为两层，上面有许许多多的小孔。这些小孔被称为核膜孔，是细胞核与细胞质之间进行物质交换的通路。搭载着遗传信息的DNA（脱氧核糖核酸）与蛋白质相结合后构成染色质（分裂期变为染色体）存在于细胞核中。另外细胞核里还存在能够合成核糖体的核小体。

◆细胞质 细胞内部除了细胞核之外的部分被称为细胞质。它可分为各种具有一定功能的细胞器以及被称为细胞质基质的半透明液体。后者约占细胞体积的70%。

❷内质网 内质网是扁平、囊状的细胞器，在细胞质内数量较多。有的内质网表面附着一种被叫做核糖体的蛋白质颗粒，有的表面则非常光滑。前者被称为粗面内质网，而后者被称为滑面内质网。粗面内质网可以合成蛋白质；而滑面内质网的功能则有脂质成分合成、钙离子贮藏、激素合成等。

❸高尔基体 它可以向分泌到细胞外的蛋白质中添加糖基，还可以合成溶酶体。溶酶体能够分解细胞内的废物和异物。

❹线粒体 它可以将糖分和氧气转化成细胞活动所必需的能量——ATP（三磷腺苷）。线粒体外围有两层膜，其中内膜包裹的部分是线粒体基质，内膜和外膜之间的部分是线粒体膜间隙。有的细胞内可能只有一个线粒体，而有的细胞内可能会有上千个。像肌肉细胞、肝细胞等需要消耗大量能量的细胞，其线粒体的数量往往会较多。

❺细胞膜 细胞膜包裹细胞整体，厚度仅有10nm（1nm=1/1000000mm）。一般来说，细胞膜都是二层结构，内有蛋白质、脂类与糖等物质。虽然氧气与二氧化碳能够轻松通过细胞膜，但水溶性的物质并不容易通过。因此，细胞膜具有维持细胞内环境，阻止特定物质进入细胞内部的作用。

遗传基因的结构与功能

　　分布在染色体上的DNA中承载了各种遗传信息，而这些"生命设计图"也是因人而异的。DNA是"Deoxyribonucleic acid"的缩写，字面意思是酸性的脱氧核糖，中文名是脱氧核糖核酸。DNA可以进行自我复制，通过46条染色体传递遗传信息。

DNA 的双重螺旋结构

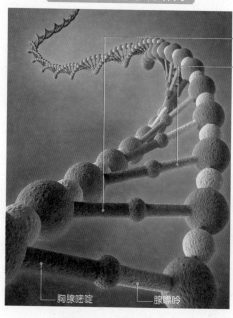

胞嘧啶
鸟嘌呤
胸腺嘧啶
腺嘌呤

构成DNA的碱基类别	
名称	化学式
腺嘌呤（A）	$C_5H_5N_5$
鸟嘌呤（G）	$C_5H_5N_5O$
胞嘧啶（C）	$C_4H_5N_3O$
胸腺嘧啶（T）	$C_5H_6N_2O_2$

染色体的结构

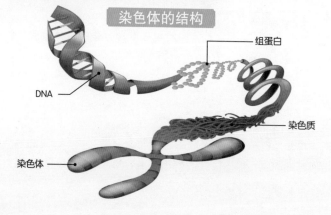

组蛋白
DNA
染色质
染色体

● DNA与遗传基因

细胞核内的遗传基因上搭载着能够影响人的外表、脑部活动以及寿命的各种遗传信息。在基因的作用下，许多遗传信息会被代代相传。

遗传基因是由腺嘌呤（A）、鸟嘌呤（G）、胞嘧啶（C）、胸腺嘧啶（T）4种碱基构成的。这些碱基的排列顺序因人而异，不同的排列承载了不同的遗传信息，因此也被称为生命的设计图。然而，我们并不能说DNA就完全等于遗传基因。在DNA中，承载遗传信息的遗传基因只占到了全部的2%左右。在一种生物的DNA中，一套完整的遗传信息被称为基因组（genome）。

◆**双螺旋结构**　我们的身体始于一个受精卵。受精卵经过无数次的分裂才变成了人体中60万亿个细胞。在每一次分裂的过程中，受精卵里承载的DNA都会进行一次复制，将遗传信息传递到新的细胞里。在这一复制的过程中，双螺旋结构起到了极为重要的作用。DNA的双螺旋结构可以分离成相同的两部分，一部分留在原来的细胞中，另一部分则用于遗传信息的复制，负责将遗传信息传递给新的细胞；在极少的情况下，双螺旋结构对修复受损的遗传信息也能起到一定的作用。

▌染色体的结构

通过自我复制，DNA所承载的遗传信息可以从老细胞传递到新细胞里。在这一过程中负责处理遗传信息的正是染色体。

染色体在组织蛋白（histone）的支撑下呈螺旋棒状。在大部分的细胞周期中，DNA通常是折起的，被称为染色质（核染质，chromatin）。当细胞进入分裂期时，染色质会进行凝缩，变为棒状的染色体。

决定男女性别的染色体

人体内共有46条染色体，每2条构成1对。其中，有44条（22对）是男女皆有的常染色体，剩下的2条（1对）则是决定人体性别的性染色体。性染色体分为X染色体和Y染色体两种。女性体内有2条X染色体，标记为"XX"；男性体内则有1条X染色体和1条Y染色体，标记为"XY"。也就是说，人体的男女性别是由染色体的组合决定的。

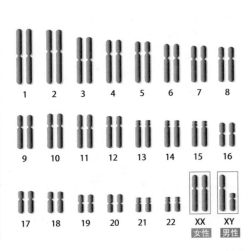

细胞分裂的奥秘①

　　人类的成长和生命的维持都要依赖于每天身体中细胞不断地分裂。细胞的分裂可以分为体细胞分裂和减数分裂两种。其中大部分细胞进行的是体细胞分裂，在分裂的过程中，原有的细胞核会被完全复制。

体细胞分裂的过程

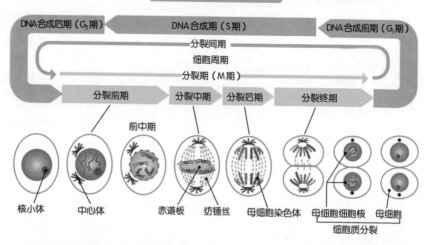

用显微镜观察体细胞的分裂

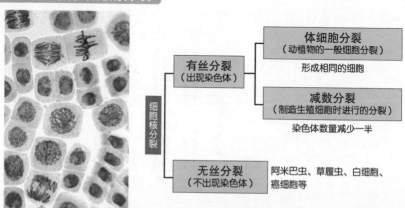

◖ 细胞分裂的原理

每天人体中都有许多细胞死亡，同时也会有许多新生细胞出现。一个细胞分裂成两个或更多细胞的过程被我们称为细胞分裂。

在细胞分裂的过程中，最先进行的是细胞核的分裂，进而细胞质也会进行分裂，当子细胞从母细胞中完全分离出来后，细胞分裂就结束了。从一轮分裂开始到下一轮分裂开始，其间的过程被称为是一个细胞周期。一个细胞周期所花费的时间被称为增代时间。细胞在一个个细胞周期中反复进行成长和分裂，不断长大并产生新的细胞。

在人体中，细胞的分裂主要包括两种：一种是会出现染色体的有丝分裂，分裂出的子细胞与母细胞完全相同，这种分裂就是体细胞分裂；另一种则是染色体数量减半的减数分裂。

◖ 体细胞分裂

细胞周期的过程可以分为分裂期（M期）、DNA合成前期（G1期）、DNA合成期（S期）、DNA合成后期（G2期）4个阶段。其中分裂期还可以分为前期、中期、后期、终期和细胞质分裂等几个阶段。

·**前期** 细胞核中原本呈丝状的染色质逐渐变粗、凝缩，变为染色体。随后核小体会消失，微管与各种蛋白质开始形成纺锤体。接下来核膜出现分散现象，由纺锤体分裂而来的中心体开始向细胞的两极移动，并延伸出细丝状的微管与染色体相连结。

·**中期** 染色体向中央移动，排列在纺锤体的赤道板上，随后纵向分为两条带有相同DNA的姐妹染色单体。两条姐妹染色单体在细胞周期的S期会分别进行复制，转写出相同的遗传信息。

·**后期** 姐妹染色单体纵向分开，分别成为独立的子染色体。每条子染色体分散成23条，在中心体延伸出的微管牵引下开始分别移向细胞的两极。

·**终期** 两组子染色体到达两极后，负责牵引的微管就会消失。染色体的形状也不再是清晰的棒状，而是变为缠绕起来的细线状。随后，两组子染色体的周围会形成新的核膜，核小体与高尔基体也会重新形成。当这些步骤完成后，细胞内会出现两个完整的细胞核，这样细胞核的分裂就完成了。

◆**细胞质分裂** 在细胞核的分裂基本完成时，细胞质也会同时开始分裂。母细胞会在赤道板的位置向内收缩，从而分裂成两半。像体细胞分裂一样，最后可以产生两个拥有相同染色体的细胞核的分裂方式被称为"倍数分裂"。

细胞分裂的奥秘②

生殖细胞的分裂方式被称为减数分裂。每种生殖细胞的细胞核中各有23条染色体，所以当精子与卵细胞结合后，受精卵的细胞核内就会有23对（46条）染色体。这样，受精卵就能从父母双方获得遗传基因了。

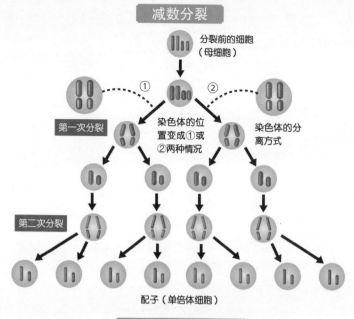

减数分裂

分裂前的细胞（母细胞）

① 染色体的位置变成①或②两种情况

② 染色体的分离方式

第一次分裂

第二次分裂

配子（单倍体细胞）

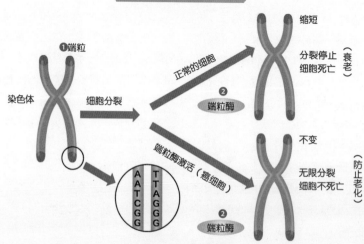

端粒与老化的关系

❶端粒

染色体

细胞分裂

正常的细胞

❷端粒酶

缩短

分裂停止
细胞死亡
（衰老）

端粒酶激活（癌细胞）

AATCG

TTAGGG

不变

无限分裂
细胞不死亡
（防止老化）

❷端粒酶

减数分裂

与体细胞分裂不同，在睾丸与卵巢等处的生殖细胞所进行的分裂是减数分裂。减数分裂会进行2次，共生产4个子细胞，每个细胞中都只有23条染色体。在首先进行的第一次分裂中，会复制形成2组完全相同的DNA，这一点与体细胞的分裂相同。

◆**第一次分裂**　在进行第一次分裂之前，每对同源染色体会进行联会形成二价体，并进行相同位置的片段交换易位，这一过程被称为交叉。在交换易位的过程中，相同位置的染色体会断裂下来并进行互相交换，以修复成为一条完整的染色单体。因此，在交换易位完成后，染色单体上DNA的排列方式与母细胞并不相同。通过这样的一个过程，就能够实现遗传基因的重新排序，形成不同的组合方式。这也正是同一对夫妻生下的小孩在外貌和性格上并不完全一致、出现遗传多样性的原因。

◆**第二次分裂**　进行第二次分裂时，原本都各拥有46条染色体的两个细胞会分裂成4个各有23条染色体的新细胞。通常，2个拥有23条染色体的细胞在完成受精过程后，就会重新结合成为1个拥有23对（46条）染色体的新细胞。父母双方的遗传信息会均等地传递给下一代。

细胞分裂和端粒

人体的成长和生命维持需要依赖于细胞的反复分裂。但是，有的细胞随着分裂次数的增多和年龄的增长，就会渐渐地失去分裂的能力，无法分裂出新的细胞。在这一变化中起关键性作用的就是端粒，即一种碱基排列为"TTAGGG"的物质。

❶**端粒**　端粒位于染色体中DNA的末端，有防止复制中出现信息遗失、保持遗传信息稳定性的作用。然而，端粒在DNA的每一次分裂中都会变短。当它变短到一定程度之后，它所在的DNA也就不能再次进行复制了。此时，细胞就会按照生命规律进行凋亡（apoptosis）。生物细胞的分裂是有次数限制的，人类的单个体细胞大约能分裂50次。换句话说，端粒可以为细胞分裂的次数起到"倒数"的作用，防止细胞无限制地增殖下去。这一现象被称为细胞衰老，同时也是对细胞癌变的一种防御作用。

❷**端粒酶**　研究表明，人类睾丸和精巢等处的生殖细胞在进行分裂时，其端粒并不会随着分裂次数的增多而变短。所以，我们人类的个体寿命也就不会受到父母年龄的影响，从而保持在一定的水平。这种现象源于一种叫做端粒酶的物质。由于端粒酶可以延长端粒寿命、防止衰老，所以现在受到了众多研究的关注。

组织的相关知识①

　　在构成人体的诸多细胞之中，仅能叫得上名字的就有二百多种，形状和作用更是各不相同。其中结构相同、功能类似的细胞聚集在一起组成的结构被称为组织。人体的组织常被分为上皮组织、肌肉组织、神经组织和结缔组织（支持组织）4大类。有时人们还会将血液与淋巴等组织分离出来，单独称为液态组织。

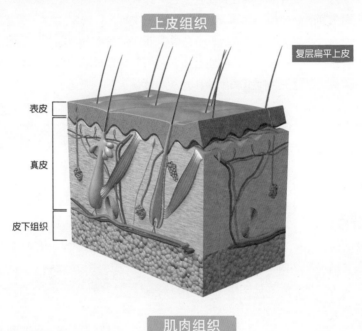

上皮组织

复层扁平上皮

表皮

真皮

皮下组织

肌肉组织

骨骼肌（随意肌）

【横纹肌】

心肌（不随意肌）

【横纹肌】

内脏肌（不随意肌）

【平滑肌】

上皮组织

◆**结构和作用** 上皮组织是由覆盖在人体表面以及脏器内外表面的上皮细胞构成的。在有的上皮组织中，上皮细胞彼此紧密地平铺在一个表面上；而在有的上皮组织中，上皮细胞会出现层叠堆积的现象。由于上皮细胞的种类和功能有所区别，所以各种上皮组织的结构与作用也不尽相同。有的能够保护人体表面，有的则能够吸收营养成分、分泌消化液，有的还具有感知刺激的作用。

◆**分类** 根据结构与形状、功能等方面的差异，上皮组织可以分为多种类型，大体而言可以划分为单层（结构）扁平（形状）上皮——由一层扁平的上皮细胞排列而成和复层（结构）柱状（形状）上皮——由多层细胞层叠而成（最上层的细胞较高）两种类型。

·**单层扁平上皮** 血管内表皮、肺部的肺泡等。

·**复层柱状上皮** 特殊的上皮组织，分布于眼结膜、深层内脏与尿道等。

●**腺** 由具备分泌功能的特殊上皮细胞构成的上皮组织被称为腺。腺可以分为外分泌腺和内分泌腺。外分泌腺上长有导管，如唾液腺、泪腺、汗腺等。而内分泌腺没有导管，如甲状腺和垂体等，它们的分泌物会进入血液中。

肌肉组织

◆**结构和作用** 顾名思义，肌肉组织就是由可以进行收缩的肌细胞构成的组织。肌细胞内部有由蛋白质构成的、直径约为1mm的肌原纤维。肌原纤维可以通过伸长和缩短来实现肌细胞的收缩。肌细胞按照一定的方向排列起来就能够提供动力了。由于肌细胞呈细长的纺锤形，所以我们也会将其称为肌纤维。

◆**分类** 根据外观，我们可以将肌肉组织分为细胞内部有横纹的横纹肌和无横纹的平滑肌；根据是否能随意识运动，我们将其分为能够通过意志控制收缩的随意肌和不能通过意志控制收缩的不随意肌。

另外，我们还可以根据肌肉组织的分布进行分类。

·**骨骼肌** 除心肌、平滑肌之外的普通肌肉。骨骼肌全部都是横纹肌，绝大部分属于随意肌。因为两端分别固定在由骨构成的骨骼上而得名骨骼肌。

·**心肌** 构成心脏壁的肌肉。属于横纹肌、不随意。心肌与骨骼肌有许多相似之处，但不同之处也非常明显。单个心肌细胞中只有一个细胞核，而且线粒体数量也更多。

·**内脏肌** 位于消化道、血管壁、内脏等处的肌肉，属于平滑肌。同时也是受自律神经控制的不随意肌。

组织的相关知识②

上皮组织、肌肉组织、神经组织、结缔组织（支持组织）4种组织还可以继续细分为更多种类，是构成各个器官与内脏的基础。为了方便地整理和归结组织的特性，组织的分类方法也是多种多样。

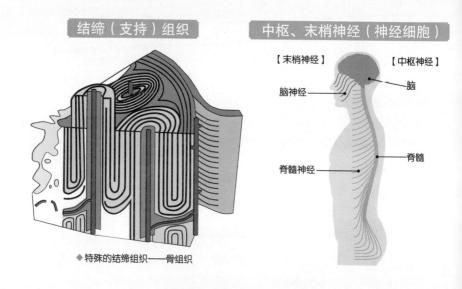

结缔（支持）组织

◆特殊的结缔组织——骨组织

中枢、末梢神经（神经细胞）

【末梢神经】 【中枢神经】

脑神经 — 脑

脊髓神经 — 脊髓

神经细胞与神经胶质细胞

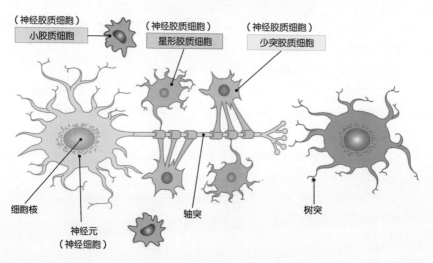

（神经胶质细胞）小胶质细胞

（神经胶质细胞）星形胶质细胞

（神经胶质细胞）少突胶质细胞

细胞核

神经元（神经细胞）

轴突

树突

● 结缔组织（支持组织）

◆**结构和作用**　位于组织与器官中，或者是组织与器官之间的结缔组织，可以起到支撑人体、填充空间的作用。支持组织这一叫法正是来源于结缔组织的这些功能。结缔组织并非仅由细胞构成，还包括细胞之外的细胞间质，这也是结缔组织的一个特征。细胞间质多由纤维芽细胞构成，细胞周围的物质集聚在一起，被称为细胞外基质。

◆**分类**

·**致密结缔组织**　含有大量胶原纤维等纤维成分，在强韧的肌腱、韧带、皮肤的真皮等处都有分布。

·**疏松结缔组织**　纤维成分的量较少，在纤维之间存在多种细胞。在淋巴系统、消化道黏膜、骨髓、皮下组织等处都有分布。

·**脂肪组织**　是一种特殊的疏松结缔组织，由大量的脂肪型细胞构成。脂肪细胞内部积蓄了大量的细胞内脂肪，与调节代谢的各种激素合成相关。

·**骨组织**　由成骨细胞、周围的胶原纤维以及大量的无机物构成。

·**软骨组织**　由软骨细胞、周围的硫酸软骨素等蛋白聚糖构成。

·**血液**　属于特殊的结缔组织，包括血浆与细胞外基质。

● 神经组织

神经组织可以将来自体外与体内的刺激传递给大脑，并将大脑的指令精确地传递给特定部位，控制身体的活动。神经组织由传递刺激的神经元（神经细胞）和起辅助作用的神经胶质细胞构成。

在神经系统中，脑和脊髓构成中枢神经系统，而除了脑和脊髓之外，分布在全身各处的神经系统被称为周围神经系统。神经细胞与心肌细胞相同，在诞生之初形成后，就不会再继续分裂了。然而最近的研究结果表明，大脑海马等处的一部分神经细胞可以生长出新的细胞。

◆**神经细胞**　神经细胞（神经元）由胞体以及胞体分出的轴突（负责信号输出）、树突（负责接收信号）构成。神经细胞外形较大，通过神经纤维及突触结构相互传递信息。

◆**神经胶质细胞**　除了神经细胞之外的构成神经系统成分的统称。神经胶质细胞与神经细胞不同，并不能传递信息，包括小胶质细胞、星形胶质细胞、少突胶质细胞、室管膜细胞、施万细胞（鞘细胞）等。外形较小，突起也较短。

与细胞核遗传基因相关的疾病

唐氏综合征

唐氏综合征是因为体细胞的第21号染色体的三体现象而引发的，所以又被称为21-三体综合征。唐氏综合征患儿的眼角上提、鼻子扁平且宽、下颌与耳部较小，面部特征明显，身体成长缓慢且多有中轻度的智能障碍。约有一半的唐氏综合征患者同时患有先天性心脏病，此外还可能并发听觉、视觉及甲状腺等方面的疾病。每800～1000个新生儿中就会有一个唐氏综合征患儿。研究表明，大龄产妇产下唐氏综合征患儿的几率更高。

唐氏综合征可以分为标准型第21对染色体三体变异、染色体易位型、无色体型3种。其中由于减数分裂时第21号染色体不分裂而引起的，标准型第21对染色体三体变异占全部情况的90%～95%。因为第21号染色体的其中一条附着在其他染色体上而引发的"染色体易位型"占5%～6%。染色体易位型有一半是因为偶发染色体不分离而引发的，剩下的一半则是遗传性的，因为父母中的一方带有易位型染色体而引发。无色体型的患者体中的大部分细胞都是正常的，但有一小部分体细胞的第21号染色体出现了问题，临床症状较轻。

对于新生儿来说，当身体情况出现异常时就可以通过染色体分析来进行诊断。而对于出生前的胎儿来说，可以在妊娠第15和16周时通过检查母亲血清或无创产前基因检测（NIPT）的方式来进行粗略诊断，也可以通过羊水检查来进行精确诊断。唐氏综合征并无根治方法，治疗时需要根据患者个体情况选择治疗方式。

爱德华氏综合征

爱德华氏综合征是体细胞的第18号染色体的三体现象而引发的先天性遗传基因疾病，也被称为18-三体综合征。表面症状表现为体重过轻、头部极小、口部和腭部较小、耳部位置较低、手指重叠等，此外还会伴有严重的心脏疾患。在染色体疾病中，爱德华氏综合征的出现概率仅次于唐氏综合征。虽然在各种统计数据中提供的发病率数据并不相同，但大致为0.005%~0.008%。50%～90%的患儿都胎死腹中，也有一大部分成为死胎。有半数患儿在出生两个月后就会死亡，只有不到10%的患儿能够活到1年以上。男性患儿胎死腹中的几率更高，所以新生爱德华氏综合征患儿中女性所占的比例较高。对于胎儿，可以通

过出生前的超声检查或母体血清检查来诊断；对于新生儿，则可以通过身体的异常与染色体检查来进行诊断。

朗格汉斯组织细胞增多症（LCH）

LCH是位于皮肤、骨、骨髓、淋巴结、肺部、肝脏等处的朗格汉斯细胞（属于一种树突状免疫细胞）异常增殖而引发的疾病。

根据发病部位的不同，LCH可以分为单一脏器型和多脏器型。多脏器型常见于3岁以下的幼儿。患者中的大部分是15岁以下的青少年，但也有成人或老年人患病的案例。其中男性发病的病例较多。

单一脏器型多是骨病变，而多脏器型的发病位置除了骨之外还有很多，可能会引发肿瘤与脏器衰竭等。单一脏器型的发病症状多是骨疼痛或肿胀、发热等。多脏器型的发病症状除了这些之外，还可能伴有淋巴结肿或病变、脏器肿胀等。

由于LCH的症状会因病变部位不同而不同，所以在诊断时可能会需要运用活体组织切片的方式来进行病理检查。

肌肉萎缩症

肌肉萎缩症是骨骼肌（肌肉）变性、坏死而引发肌肉萎缩与肌无力的遗传性肌肉疾病的统称。

研究表明，遗传基因异常引发的蛋白质缺失或功能异常是导致肌肉细胞丧失正常功能、造成肌肉萎缩症的原因。肌肉萎缩症除了先天性肌肉萎缩症之外，还包括：躯干部肌肉力量低下、仅见于男性的杜兴氏肌营养不良（DMD）和贝克型肌营养不良（BMD）；症状表现为面部、肩部、上臂的肩胛带肌肉萎缩；只有成年人才会罹患的强直性肌营养不良；不属于任何类型的肢带型肌营养不良症。根据遗传性适合症状的不同，肌肉萎缩症可以分为十多种。肌肉萎缩症中的大部分属于进行性肌营养不良，而杜兴氏肌营养不良症最为有名。这种病多始于小儿期，随着病情加重，病人将无法步行或呼吸，可能在二十多岁时便会死亡。肌肉萎缩症无法根治，而针对杜兴氏肌营养不良，只能通过注射肾上腺素、保持复健运动等治疗方式来维持身体功能。最近几年，人们逐渐将眼光集中到了遗传基因治疗方法上。

第二章

脑的结构与功能

脑部整体的结构与功能

与脊髓一起构成中枢神经系统的脑位于颅腔中，受到颅骨和3层被膜的保护。脑由功能各异的大脑、小脑、脑干3部分构成，可以控制人体的全部活动。

脑的表面（外侧面图）

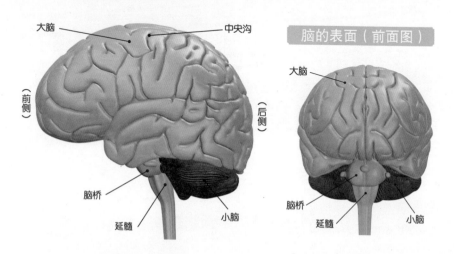

大脑　　中央沟

（前侧）　（后侧）

脑桥

延髓　　小脑

脑的表面（前面图）

大脑

脑桥

延髓　　小脑

脑干的结构

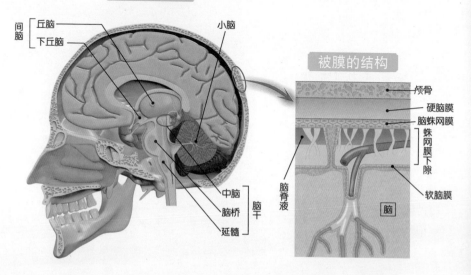

间脑〔丘脑　下丘脑〕　小脑

中脑　脑桥　延髓　脑干

被膜的结构

颅骨

硬脑膜

脑蛛网膜

蛛网膜下隙

脑脊液

软脑膜

脑

● 脑的功能

脑负责处理和传达从全身各种器官传递而来的信息，保障生命维持和语言、思考、记忆、运动等人体所有必须的功能，像一个司令塔一样。让脑能够实现这些功能的结构是能够发出电信号并处理电信息的一种被叫做神经元的神经细胞。脑部的神经元总数在一千亿以上，所以，脑也是个"耗能大户"，能量消耗约占人体全身的20%。

● 脑的结构

脑是构成中枢神经系统的器官，占据了颅腔中绝大部分的空间。成人的脑重量约占全身的2%，达到1200～1500g。脑是神经细胞的集合体，水分约占全部组织的85%，十分娇嫩柔软，也常被比喻成像豆腐一样。

▌大脑、小脑和脑干

脑大致可以划分为大脑（即端脑）、小脑、脑干（广义上来说，间脑包含在脑干内）3部分。

·**大脑** 占脑部总体积的八成以上，神经细胞排列紧密，表面由灰质覆盖，即大脑皮质。大脑皮质内侧是为神经细胞之间提供信息通道的神经纤维，它们组合在一起构成了大脑的白质，也被称为大脑髓质。大脑髓质最下方的一部分是基底核，中心的位置是边缘系统，后者是负责运动、思考和语言等功能的中枢。

·**小脑** 与大脑一样，由灰质（神经细胞）和白质（神经纤维）构成。成人小脑的重量为120～140g，占脑部全部的10%左右。小脑中约有一千亿个神经细胞，是大脑的七倍以上。小脑表面有许多细而深的脑沟，如果将大脑和小脑全部的脑沟展开并铺平，我们就能发现小脑的平面面积大约是大脑平面面积的四分之三。小脑的功能是控制人体的运动、脑干与脑其他部分的活动等。

·**脑干** 包括延髓、脑桥、中脑、间脑等部分，位于脑的中央部位，连结大脑和脊髓，是脑部发出的信息传向各个器官的通道。同时，脑干也是保障呼吸、心跳、体温等维持生命所必不可少的中枢。间脑是脑干中与大脑距离最近的部分，分为丘脑和下丘脑两部分。中脑位于间脑内侧，连结大脑皮质和小脑、脊髓等。

◆**被膜** 位于脑部，坚硬的颅骨内侧共分3层，即直接包裹脑部的软脑膜、位于中层的脑蛛网膜、包围在最外侧并与颅骨紧密相连的硬脑膜。在软脑膜和脑蛛网膜之间有一层被称为蛛网膜下隙的空间，内部充满脑脊液，可以吸收来自外部的冲击。

大脑的结构与功能

　　大脑占据了脑部的绝大部分体积，分为大脑皮质（灰质）和大脑髓质（白质）两部分，高度发达的大脑皮质是人类大脑的一个特点。中央部分的旧皮质和骨皮质中有边缘系统和基底核等大脑组织。

大脑断面结构图

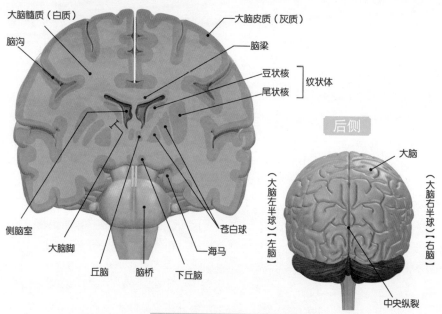

大脑髓质（白质）
脑沟
大脑皮质（灰质）
脑梁
豆状核
尾状核 ｝纹状体
侧脑室
大脑脚
丘脑
脑桥
下丘脑
海马
苍白球
（大脑左半球）［左脑］
（大脑右半球）［右脑］
后侧
大脑
中央纵裂

神经细胞与神经胶质细胞

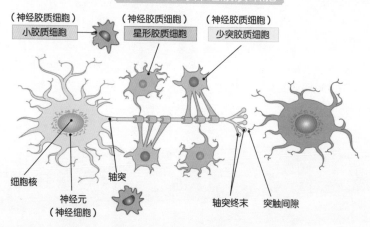

（神经胶质细胞）小胶质细胞
（神经胶质细胞）星形胶质细胞
（神经胶质细胞）少突胶质细胞
细胞核
神经元（神经细胞）
轴突
轴突终末
突触间隙

大脑的结构

◆右脑和左脑 大脑被贯穿前后的一条深沟（中央纵裂）划分为左右两个半球，即大脑右半球（右脑）和大脑左半球（左脑）两部分，两个半球中间为脑梁等负责连接两半球的结构。左脑和右脑发出的神经在脊髓处进行反转，对身体进行"交叉控制"，即右脑负责左半身的运动控制与感觉接收，左脑负责右半身的运动控制与感觉接收。

·右脑 负责绘画、演奏以及空间位置把握等直观和感性的任务，与创造性思维和方向、空间认知等机能有关。

·左脑 负责听、说、读等语言能力，掌握时间观念与计算、语言使用等理性思维。

◆大脑皮质 根据进化阶段的不同，大脑皮质可以分为功能相异的新旧两部分。鱼类和两栖类动物仅有旧皮质和古皮质，哺乳类动物特有的是新皮质。

·边缘系统 旧皮质和古皮质位于大脑髓质的中央部位，包括海马、杏仁体、乳头状体、扣带回和下丘脑等部分，与食欲、性欲等本能的欲望以及愤怒、恐怖、快感等本能的需求与原始的感情相关。

·大脑皮质 随着生物进化而产生的新构造，高度发达的新皮质也是人脑的特征之一。新皮质将旧皮质与古皮质包裹在内，约占全部大脑皮质的90%以上。新皮质与理性思考和判断、语言使用等"人类独有"的高级智能活动相关。此外，新皮质还负责控制喜悦、悲伤等在社会生活中产生的复杂感情。

·基底核 位于大脑髓质深处，包括纹状体、黑质、豆状核等几个较大的神经核，与大脑皮质、丘脑和脑干相连接。

神经细胞（神经元）与神经胶质细胞

构成大脑等中枢神经系统的细胞有神经细胞（神经元）和神经胶质细胞两种。其中，神经胶质细胞还可以分为星形胶质细胞、少突胶质细胞和小胶质细胞等多种。研究表明，脑部的神经胶质细胞数量为神经细胞的50倍。

在此前的研究结果表示，神经胶质细胞只能起到固定神经细胞、输送营养等辅助作用，由于其本身不易导电，所以与电气信息的传导之间并没有直接联系。但是近几年的研究结果表明，神经胶质细胞中也含有神经传导物质的受体，所以研究者们提出了神经胶质细胞也具备与神经细胞类似的、能够支持记忆和学习等高级功能的假设。

大脑皮质功能分区

大脑皮质分为额叶、顶叶、颞叶、枕叶4部分，各个叶之内还可以细分为分管不同功能的多个区域。从神经末梢传递来的信息会被送往相应的区域进行处理。

脑部功能分区图

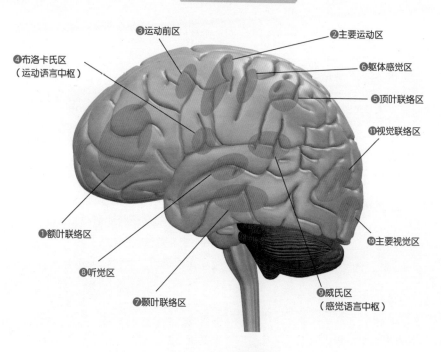

③运动前区
②主要运动区
④布洛卡氏区（运动语言中枢）
⑥躯体感觉区
⑤顶叶联络区
⑪视觉联络区
①额叶联络区
⑩主要视觉区
⑧听觉区
⑨威氏区（感觉语言中枢）
⑦颞叶联络区

大脑的4个叶

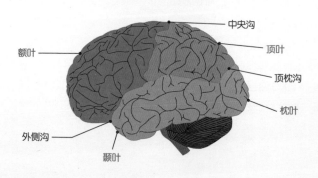

中央沟
顶叶
顶枕沟
枕叶
额叶
外侧沟
颞叶

◗ 大脑主要的4个叶

大脑表面的大脑皮质厚度只有几毫米，上面布满了名为脑沟的不规则浅沟，脑沟与脑回（由脑沟隔开，皮质隆起的部分）一起构成了大脑表面的褶皱。中央沟和外侧沟（谢尔维氏沟）等一些较大的脑沟是人类共通的，在脑部解剖中起到了划分区域的作用。

大脑被脑沟划分为额叶、顶叶、颞叶、枕叶4个主要的部分（加上岛叶和边缘叶则共有6个）。大脑被中央纵裂分为左右两个半球，每个半球以中央沟为界分为额叶和顶叶，而后部的顶枕沟将顶叶和枕叶分开，额叶和颞叶的界线则是外侧沟。

◗ 区和联络区

根据功能不同，大脑的4个叶又能被划分为多个区。从神经末梢传递到大脑的信息会被送往相应的区域进行处理。

◆**额叶**　在额叶上除了占据大脑皮质约30%的额叶联络区之外，还有与运动相关的主要运动区和运动全区、与说话相关的布洛卡氏区（运动语言中枢）。这一片区域主要与思考和意识等具有创造性的、高级的精神活动以及全身运动、口语运用有关。

❶**额叶联络区**　位于大脑皮质的最前方，具有制定行动计划以及实行、抑制行动等作用，担负脑部的中枢作用。

❷**主要运动区**　计划和控制运动进行。

❸**运动前区**　主要运动区之外控制运动的区，能够处理运动中的相关信息。

❹**布洛卡氏区（运动语言中枢）**　与语言处理和说话相关。

◆**顶叶**　顶叶联络区和躯体感觉区分布于此，具有感受痛感和温度、压力、空间等方面感觉的作用。

❺**顶叶联络区**　主要进行空间位置感知任务的区域。

❻**躯体感觉区**　能够处理各种感觉器传来的皮肤感觉。

◆**颞叶**　分布有颞叶联络区、听觉区、威氏区等，与记忆、语言、听觉等相关。

❼**颞叶联络区**　与听觉认知、视觉认知、形态视觉等方面相关。

❽**听觉区**　能够处理声音信息。

❾**威氏区（感觉语言中枢）**　担任理解他人语言的作用。

◆**枕叶**　有主要视觉区和视觉联络区，负责视觉的相关功能。

❿**主要视觉区**　负责接受和处理来自视网膜的视觉信息。

⓫**视觉联络区**　综合控制视觉信息。

大脑边缘系统的结构与作用

大脑的边缘系统属于新皮质下侧旧皮质和古皮质的一部分，是包围间脑（位于大脑中心部位）的多个器官的统称。与动物本能的行动、情绪和记忆相关。

大脑边缘系统结构（左侧面图）

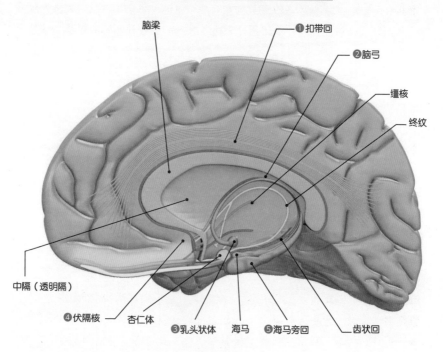

脑梁

❶扣带回

❷脑弓

缰核

终纹

中隔（透明隔）

❹伏隔核

杏仁体

❸乳头状体

海马

❺海马旁回

齿状回

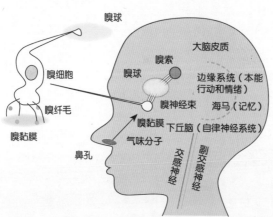

嗅球

大脑皮质

嗅索

嗅球

边缘系统（本能行动和情绪）

嗅细胞

嗅神经束

海马（记忆）

嗅纤毛

嗅黏膜

下丘脑（自律神经系统）

嗅黏膜

气味分子

鼻孔

交感神经

副交感神经

■嗅脑的奥秘

嗅脑（嗅区）位于额叶下侧，负责嗅觉的相关功能，分为嗅球和嗅索两部分。鼻腔上部的嗅上皮接收到的嗅觉信息会通过颅底进入嗅球，再通过嗅索传达到海马。

大脑边缘系统的作用

大脑边缘系统位于脑干和大脑之间的连接部分，是包覆连接左右半球的脑梁部位的统称。是大脑皮质深侧旧皮质和古皮质的一部分。

◆**作用** 控制食欲、性欲、睡眠欲望等原始的本能的行动，同时与喜怒哀乐、恐惧不安等情绪以及相应的反应与行动相关。除此之外，边缘系统还能对记忆、内分泌系统、自律神经系统产生影响。

◆**结构** 边缘系统由扣带回、海马、海马旁回、钩、齿状回、杏仁体、脑弓、乳头状体、伏隔核、透明隔等多个器官构成。从广义上来说，大部分嗅脑也属于大脑边缘系统。边缘系统中功能尤为重要的是负责记忆的海马与负责情绪的杏仁体（详情参照第26页）。

其实，迄今为止，大脑边缘系统并没有一个明确的定义，其构成要素会因分类而变化。

▌大脑边缘系统的主要部位（参考图见上页）

❶**扣带回** 位于脑梁边缘，呈前后走向的脑回部分，可以划分为情绪区、认知区、中间认知区、记忆区等区域。不同区域功能各异，能够与大脑边缘系统的各个部位相连结，完成感情的形成与处理以及学习和记忆等任务。同时，这一部分与呼吸的调整、感情的记忆等方面也有联系。

❷**脑弓** 位于脑梁下方，从海马发出，末尾连结乳头状体，呈弓形，属于神经纤维。脑弓与空间学习和空间记忆等作用相关。

❸**乳头状体** 从下丘脑发出，左右各一，呈隆起状，具有形成记忆的重要功能。乳头体是边缘系统回路（即Papez环路，从海马出发，经下丘脑、中脑、丘脑，再返回中脑）的其中一环，与脑弓和丘脑前核相连。

❹**伏隔核** 位于扣带回前部，与额叶联络区相连，上面布满了与获益心理、快感、嗜好癖好、恐怖等情感相关的神经细胞。伏隔核可以在"快乐物质"多巴胺的作用下感受到快乐，同时也负责生产抑制多巴胺作用的GABA（γ–氨基丁酸）。

❺**海马旁回** 海马旁回是海马周围的灰质区域，连结大脑皮质和海马，是视觉、听觉、味觉等信息输向海马的通道，担任记忆的符号化与搜索等重要的作用。同时，研究表明海马旁回与风景的识别也有一定关系。

●**钩** 位于海马旁回前端偏后的位置，呈钩状，与嗅觉相关。

基底核的结构与作用

基底核位于大脑半球基底部位，是连结大脑皮质、丘脑、脑干等部位的神经核的集合。基底核的功能与认知、主动学习等方面相关，同时与身体运动也有一定的联系。

基底核的结构

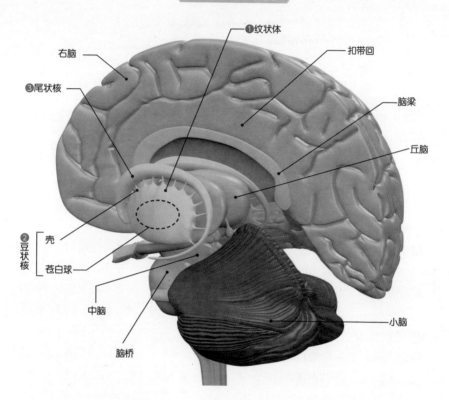

- ❶纹状体
- 扣带回
- 右脑
- 脑梁
- ❸尾状核
- 丘脑
- ❷豆状核 — 壳
- 苍白球
- 中脑
- 小脑
- 脑桥

信息传递的路线

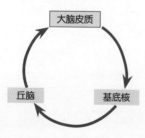

大脑皮质 → 基底核 → 丘脑 → 大脑皮质

▌信息传递通路

从大脑皮质的运动区传出的信息会经大脑皮质、基底核、丘脑后再返回大脑皮质的运动区，从而保持肌肉紧张，控制不随意肌的运动，并与小脑一起保证运动的流畅。

024

● 基底核的结构

与大脑皮质和丘脑、脑干相连的基底核是大脑半球基底位置神经核的集合体，包括纹状体、苍白球、下丘脑、黑质、豆状核等神经核，但实际上研究者们对基底核的详细定义并不完全相同。

基底核具有控制运动的重要任务，同时对认知功能、感情、主动学习，以及以记忆为基础的预测和期待等方面有关。虽然大脑中几乎所有的神经细胞都聚集于表面的大脑皮质，但基底核却位于脑部下侧较深的位置。

● 人体解剖学中对基底核的区域划分（参考图见上页）

❶纹状体 基底核中最大的神经核，其中壳和尾状核两个部分被称为新纹状体。虽然从系统发育学来看，出现较早的苍白球（旧纹状体）也被算作纹状体的一部分，但是在没有说明的情况下，一般我们所说的纹状体特指新纹状体。纹状体的功能与运动机能以及快乐等意识的产生有关。

❷豆状核 豆状核是苍白球和壳的总称，位于丘脑外侧，以内囊（由新皮质和丘脑发出的轴突纤维束）与丘脑相隔，是圆锥状的灰质，能够无意识地控制和调节骨骼肌的运动与紧张。原本苍白球和壳是一体的，但在生物进化的过程中逐渐被内包分成了两个部分。

·**壳** 与尾状核一起构成纹状体，同时又和被包在内的苍白球一同构成豆状核。

·**苍白球** 豆状核中颜色较亮的灰质部分可以分为内侧部（GPi）和外侧部（GPe）两部分。内侧部和外侧部都可以使GABA发挥作用，并与运动功能的实现有关。除此之外，还和决定意志等神经过程有关联。

❸尾状核 位于侧脑室周围，呈"つ"形。头端为膨大的核头，而核体与尾部较细，与学习和记忆等功能有关。

●丘脑下核 能够在进行运动时对动作进行细微的调整。受苍白球外侧部抑制作用的同时，能够向苍白球外侧部、苍白球内侧部、黑质网状部传输兴奋刺激。

●黑质 位于中脑，因黑色素含量较多故呈黑色，能够调节横纹肌的运动和紧张，大致可分为致密部与网状部两个部分。致密部可以向纹状体释放多巴胺，抑制兴奋；网状部则可以通过接受纹状体和苍白球内侧部的GABA刺激，以及来自丘脑下核的兴奋性谷氨酸刺激，对丘脑产生抑制作用。

海马和杏仁体的结构与作用

　　海马和杏仁体是边缘系统中功能重要且构造特异的两个组织,研究者们对它们的关注也逐年增多。掌管记忆的海马、掌控情绪并与记忆有关的杏仁体可以说是让人类成为高等动物的关键,所以这方面的研究在中枢神经研究中也是十分重要的领域。

海马与杏仁体

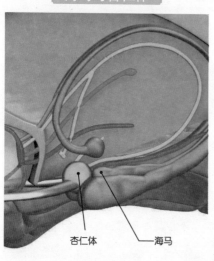

杏仁体　　　　海马

大脑断面图

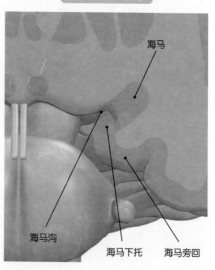

海马

海马沟　　　海马下托　　海马旁回

海马和杏仁体——情感和记忆的神经环路

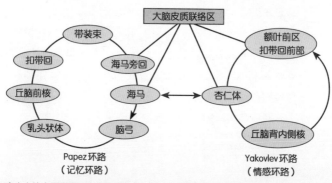

Papez环路
(记忆环路)

Yakovlev环路
(情感环路)

＊来自大脑皮质联络区的感情信息会与来自海马的记忆信息进行对照,由杏仁体做出相应反应。

● 海马的结构与名称来源

海马是构成边缘系统的海马体的一部分，位于颞叶，尺寸如小指。海马体由齿状回、海马、下托、前下托、傍下托、内嗅皮质等部分构成，在很多时候被简称为"海马"。关于这一名称的来源有两种说法，第一种是形状与动物海马（Sea Horse）相像而得名；另一种是形状与海神波塞冬所骑乘的海马尾巴相近而得名，按照希腊语中的马（Hippo）与海兽（Kampos）合成而来（Hippocampus）。

■ 海马的记忆环路

海马因与记忆功能相关而为人所熟知，也是阿尔茨海默病（老年痴呆症）发病初期最先病变的部位。各种日常琐事会在海马内短暂储存几十秒到几分钟的时间，其中有用的东西会被送往新皮质的各个联络区，变成长期记忆储存在相应的位置。

与记忆相关的神经环路被称为记忆环路（Papez环路），从海马处出发，经脑弓、乳头状体、丘脑前核群到达扣带回后部，其中需要进行长期记忆的信息会被送往大脑皮质联络区，而不太重要的信息就会被送回海马。

此外，海马对压力的应对能力较差，会因精神或肉体的压力而释放"压力激素"皮质醇，使神经细胞产生萎缩，海马的功能也会发生变化。

● 杏仁体的结构与功能

杏仁体位于颞叶前部较靠内的位置，形似杏仁，长约1.5cm，是由神经细胞聚集而成的，可以处理五官传递来的信息，掌控情绪变动，与惊恐和不安等情感的记忆相关。

味觉、嗅觉、听觉、视觉以及身体能够感受到的全部种类的刺激都能够直接或间接地进入杏仁体。从各种感觉器官传来的信息会与在海马中储存的记忆进行对照，然后判断出这是令人愉快还是令人不快（喜欢还是不喜欢）的，之后再次将信息传递给海马，这就是杏仁体的主要功能。杏仁体与海马位置相近，也经常会进行信息的交换，有的研究也表明杏仁体具有调节固定记忆的作用。举个例子来说，喜欢的事情即使不太用心也能记得很清楚，没兴趣的事情却让人怎么也记不住。所以，长期记忆与杏仁体的情绪处理作用密切相关，杏仁体的刺激可以让记忆变得更加深刻。除此之外，辨识人脸、分辨表情等社会性的信息处理也与杏仁体密切相关。

间脑的结构与功能

　　间脑位于大脑的中央位置，包括能够处理除嗅觉之外所有感觉信息的丘脑和自律神经中枢下丘脑两部分。下丘脑还可以控制邻接的垂体，控制激素的生产。

间脑的结构（正中矢状面图）

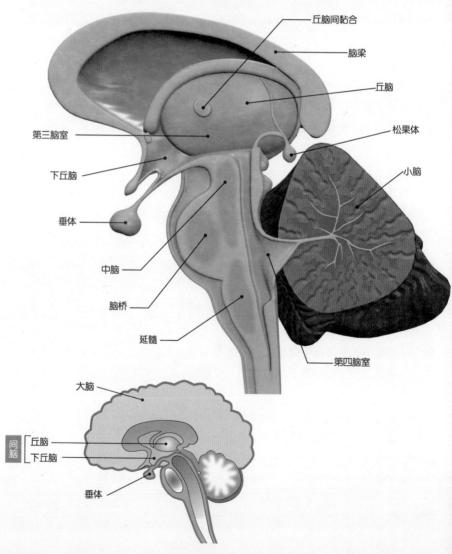

● 间脑的结构与功能

◆**结构** 间脑位于大脑和中脑之间，大部分被大脑所包裹，位于大脑中央附近，从中间被第三脑室分为左右两部分，是大脑和中脑信息交换的中介。由于左右两边都被大脑所包裹，所以大部分无法从表面看到。间脑包括丘脑（广义上包括上丘脑）和下丘脑两个部分。丘脑下方将第三脑室从两侧包裹，丘脑自身则被分为背侧丘脑和腹侧丘脑。平时我们所说的丘脑大多特指背侧丘脑。

◆**功能** 间脑可以控制自律神经的工作，是意识和精神活动的中枢器官。间脑与丘脑下方的垂体联系密切，可以通过自律神经系统和内分泌系统来调节和控制全身的代谢与发育，同时还可以通过下丘脑的自律神经核来控制交感神经与副交感神经。此外，间脑还可以抑制食欲、性欲、困意等本能的欲望。

▌丘脑的作用

丘脑是将除嗅觉之外的所有感觉信息送往新皮质的传导中继，因此神经纤维十分丰富。

以前，人们认为丘脑只有将信息单方向地送往大脑皮质的作用，但是最近几年的研究表明，从大脑皮质到丘脑之间存在逆投射现象，丘脑也能够对信息进行一定的处理，还可以从大脑皮层接受信息，再将其送往更加高级的大脑皮质。

丘脑具有统筹感觉和精确运动的作用，一旦受到损伤，就会引发多种症状，如对侧半身的感觉迟钝或麻痹、痴呆症，还有产生手脚发抖等不随意的运动等。

▌下丘脑的作用

下丘脑与丘脑一同构成间脑，它位于第三脑室下方，是一个仅重5g的小器官，能够综合调节自律神经系统与内分泌系统，担负着维持"稳态（homeostatic）"的重要任务。下丘脑负责控制代谢功能和调节体温，维持心脏血管功能、内分泌功能、性功能等，是维持生命所必不可少的自律神经中枢。

◆**垂体** 位于下丘脑下方向前突出的位置。有研究者认为它是下丘脑在生物进化的过程中向前延长并逐渐发展而成的，因此垂体和下丘脑的关系十分密切，前者可以在后者的控制下分泌多种激素，调节甲状腺激素与性激素等特定激素的产生和分泌。

小脑的结构与功能

小脑位于脑后侧，被大脑和脑干夹在中间，能够整理大脑皮质传来的信息并将其传向骨骼肌，调整运动功能的作用。近来的研究表明，小脑还具有记忆一连串动作的作用。

小脑的外部结构

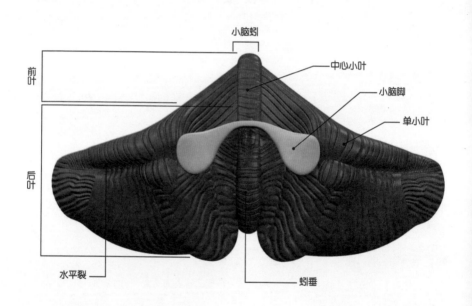

小脑可以对运动起到调整作用

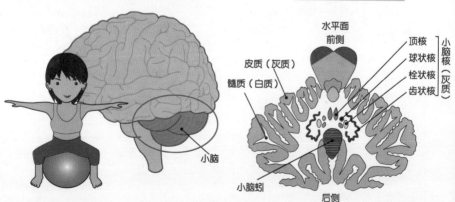

小脑水平截面图

小脑的结构

小脑位于大脑后侧下方、脑干后侧突出的位置，能够统筹感觉和运动功能。小脑左右各有一个小脑半球，中央为小脑蚓，接第四脑室，与脑干相隔。小脑和大脑类似，也是由灰质（小脑皮质，神经细胞的集合体）与白质（小脑髓质，神经纤维的集合体）构成。小脑的灰质比大脑更薄，上面布满平行的脑沟与脑回，形成褶皱纹路。

小脑中有齿状核、栓状核、球状核、顶核4个核，有上、中、下3种小脑脚（束状神经纤维），可以与身体其他部位的脏器互传信息。

◆**从机能进行分类**　按照机能，小脑可以被分为3个区域。其中最原始的部分为前庭小脑（原小脑），它可以维持身体平衡和调节眼球运动，并帮助身体维持一定的姿势。脊髓小脑（旧小脑）可以掌控身体感觉与四肢运动，能够接受三叉神经、视觉系统和听觉系统传递而来的信号，对运动进行精细的调整。新小脑又称大脑小脑，可以计划运动的进行，并通过感觉信息对运动进行总结，此外还能将大脑皮质送来的信息传递给丘脑一方。

小脑的功能

小脑可以控制平衡感、紧张感，调节随意肌的运动。这其中负责调节平衡感觉的是位于小脑中央的小脑蚓。一旦小脑蚓受到损伤，运动与平衡的感觉就会出现异常，人在走路时就会摇摇晃晃，无法进行精细的运动。

小脑可以通过对大脑皮质传来的信息与神经末梢传来的信息进行比较，来调整运动情况，实现流畅的运动。特别是手、足和眼球的运动并不经大脑皮质控制，而是由小脑通过脑干和脊髓直接向肌肉发送指令。而且，小脑不仅能够处理信息、控制运动，还可以监控各个收到运动命令的部位是否按命令行动，并向大脑皮质进行反馈，这也是小脑能够保证运动流畅性的原理。

将手与足的一连串运动当作一整套动作记忆下来也是小脑的功能之一。如走路的方法、拿筷子的方法都可以在小脑的作用下连贯完成，而不需要每次都想一步做一步。而且，小脑对连贯动作的记忆可以持续很久，举个例子：我们学会骑自行车后，即使长时间不骑也能记得骑行方法。

最近的研究表明，除了上述功能之外，小脑还具有短期记忆与认知、抑制情绪变动等与知觉信息相关的功能。

脑干的中脑、脑桥和延髓的结构

由中脑、脑桥、延髓构成的脑干是一个能够调整心跳、呼吸、激素、免疫等多种维持生命必须功能的器官，是脑中最为原始的部分，被称为维持生命的必要中枢。

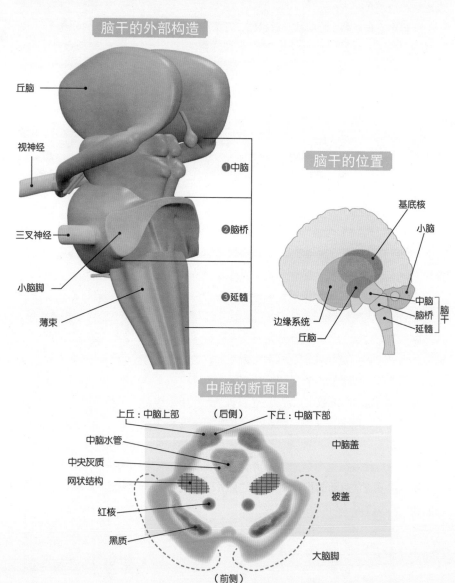

脑干的外部构造

丘脑
视神经
❶中脑
三叉神经
❷脑桥
小脑脚
薄束
❸延髓

脑干的位置

基底核
小脑
边缘系统
丘脑
中脑
脑桥
延髓
脑干

中脑的断面图

上丘：中脑上部　（后侧）　下丘：中脑下部
中脑水管
中脑盖
中央灰质
网状结构
被盖
红核
黑质
大脑脚
（前侧）

脑干的结构

◆**结构** 脑干位于间脑下方，包括中脑、脑桥、延髓3个部位，粗处直径3～4cm，长约10cm，形似大拇指。脑干中安放有从脊髓通往丘脑的上行传导束以及从脑通往脊髓的下行传导束，起到了联络大脑和脊髓的作用。

◆**功能** 脑干中的脑神经丰富，且神经核众多，因此功能也多种多样。脑干最重要的功能是控制自律神经。

脑干掌控着心跳、呼吸、体温调整、血压调整等维持人类生命活动所必不可少的功能，脑干的正常工作是维持生命的关键。在脏器移植手术中，脑死亡（脑干停止工作后）是一个极大的问题，自发呼吸就会随之停止（脑干死亡），接着脑部整体也会因为缺氧而停止工作（全脑死亡）。

中脑、脑桥和延髓的结构

❶**中脑** 位于脑干最上方，可以分为大脑脚、被盖、中脑盖。后侧有一条细长的脑室（空洞），即中脑水管，是第三脑室和第四脑室之间脑脊液的通道。

中脑前方的大脑脚处有充当下行传导束的锥体束，而后方被盖中则有与眼球运动相关的动眼神经核、含有铁的红核、黑色素的黑质等神经核，它们与肌肉的紧张和运动的调节也具有一定关系。中脑后方两对隆起的部位被称为中脑盖，分为两个上丘和两个下丘。上丘与视觉相关反射有关，而下丘是与听觉相关反射的中枢。

❷**脑桥** 是脑干中最为膨大的部位，背侧接第四脑室，与小脑相隔。腹面膨大的部位被称为基底部，背侧则被称为"脑桥被盖"。脑桥中有一个运动纤维的中继神经核脑桥核，脑桥下部有三叉神经、面部神经、听觉神经、外转神经等多条脑神经，各个种类的细胞体与神经纤维交错相连形成网状，于是被称为网状结构。网状结构遍布脑干各个部位，既不属于白质也不属于灰质，能够以迷走神经为中介，对呼吸、心跳数、血压等自律性反射与运动性反射进行调节。

❸**延髓** 位于脑干最下方的位置，一直与脊髓相连。除了平衡感觉和细微运动、眼球运动之外，延髓还能够调节声音相关及咽喉部的肌肉，控制呕吐、下咽、呼吸等，也担任维持生命所必不可少的任务。延髓前侧的中央位置有一个隆起，即椎体，它是随意运动的指令传输的必经之路。椎体外侧是能够起到锥体外路中继作用的橄榄核。

脊髓的结构与功能

脊髓上至延髓，下至腰椎，形状细而长，与脑一同构成中枢神经系统。与受颅骨和被膜保护的大脑相同，脊髓也受到坚硬的椎骨与被膜的保护。脊髓上有运动性神经根和感觉性神经根，通过神经根上发出的神经纤维与脑和末梢相连结，控制身体的运动。

脊髓断面图

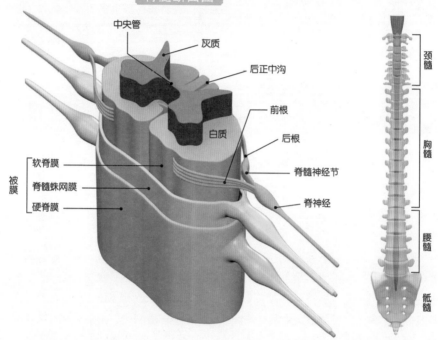

中央管
灰质
后正中沟
前根
白质
后根
脊髓神经节
脊神经
软脊膜
脊髓蛛网膜
硬脊膜
被膜
颈髓
胸髓
腰髓
骶髓

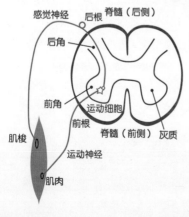

感觉神经
脊髓（后侧）
后根
后角
前角
运动细胞
前根
脊髓（前侧）灰质
肌梭
运动神经
肌肉

■ 脊髓是联结脑和全身的器官

位于脊髓灰质腹侧的前角处长有运动性神经根，位于背侧的后角处长有感觉性神经根。从脑部向肢体末端发出的信息需要经过脑、脊髓（运动性神经根），通过运动性神经纤维的传输到达肌肉；从末梢传递到脑的信息则需要经过脊髓感觉性神经根的传递。因此，脊髓是将脑和全身的神经网络连接到一起的枢纽。

脊髓的结构

脊髓是位于延髓下方，直径1～1.5cm的长圆柱形器官。脊髓长度为40～50cm，下端终结于第一腰椎与第二腰椎之间的膨大处，该膨大处也被称为脊髓圆锥。脊髓与脑一同构成中枢神经系统，也同样分为灰质和白质，非常柔软，容易受伤，所以脊髓全部被包在椎骨中，受到全方位的保护。

◆**中央管、灰质、被膜**　从截面图我们可以看出，脊髓的中央位置有一条中央管，它是脑脊髓液流淌的通道，与第四脑室相通。中央管周围的灰质部分横截面呈"H"形，外侧是由神经胶质细胞形成的白质（髓质），髓质外侧则是被膜。脊髓的被膜与脑被膜相同，也有3层，从外向内依次是硬脊膜、脊髓蛛网膜、软脊膜。蛛网膜内侧的脑脊髓液可以缓冲来自外界的冲击。

脊髓的功能

脊髓是运动系统（腹部）、感觉系统（背部）和自律神经系统的神经传导路线，从脊髓发出的神经延伸至身体的各个部位。脊髓与其他的周围神经不同，它属于中枢神经系统，一旦受伤就无法修复或再生。因此，一旦脊髓的某处受到损伤，受损部位以下的位置就无法再接受脑的指令，运动机能也会随之丧失；同样，末梢处的感觉信息也无法被送到脑部，感觉功能便会丧失。

脊神经的结构

脊髓可以分为31段，每一节段上分出一对脊神经。脊神经共有5种，即颈髓（8对）、胸髓（12对）、腰髓（5对）、骶髓（5对）、尾髓（1对）。颈髓、腰髓、骶髓是连结四肢的部位，所以有更多的神经细胞聚集，较为膨大，即颈彭大、腰骶膨大，它们能够处理与上肢和下肢有关的复杂信息。

脊髓在椎骨与椎骨的缝隙处形成神经根，31对脊神经就从这些神经根发出。其中颈椎处发出的神经被称为颈神经，胸椎处发出的被称为胸神经……以此类推。

◆**脊髓反射**　当我们被绊倒或碰到特别热的东西时所进行的应急动作就属于脊髓反射。这是因为当身体遇到危险时，信息还没有来得及被送到大脑就由脊髓来代为处理。像这种为了逃避危险而发生的反射要比脑部的信息处理简单和原始得多。

神经结构的原理与功能

　　神经系统的基本单位是神经细胞（神经元），它是由中央的细胞核与周围的神经质构成的，平均大小只有10μm（1μm=1/1000mm），但在突触等处的信息传递速度能够高达每秒60～120m。

神经细胞（神经元）的结构

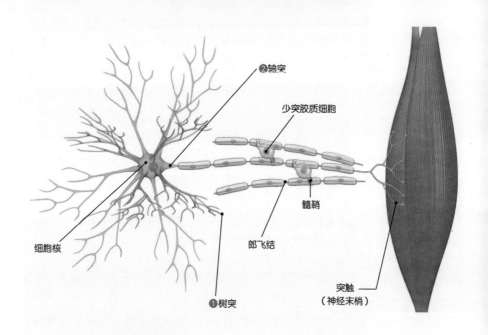

②轴突

少突胶质细胞

髓鞘

郎飞结

细胞核

①树突

突触
（神经末梢）

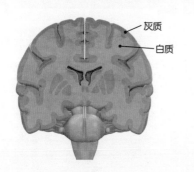

灰质

白质

▌脑的灰质和白质

　　在中枢神经系统中，神经细胞胞体聚集的皮质部分被称为灰质，而神经纤维集中的髓质部分被称为白质。然而脊髓处的皮质是白质，髓质是灰质。

神经细胞的结构

在构成人体的细胞中，有一些能够进行信息处理的特殊细胞——神经元（神经细胞）。它们可以将身体内外的各种信息转化成电信号。神经细胞是由胞体（细胞核和细胞质）与突起（包括树突和轴突两种）两部分构成的。

一般来说，一个胞体上会有若干树突及一条轴突，这两种突起都被称为神经纤维。轴突比较长，有的神经细胞轴突长度甚至能超过1m。如果将人体内的全部轴突连接起来，其长度据说可以达到100万公里以上。

❶**树突**　形似分叉的树枝，长度较短，是从其他神经细胞接收电信号的接收装置。

❷**轴突（神经突起）**　向其他神经细胞传递信息的输出装置，较长。为了使脑等神经细胞密集之处的神经细胞不会互相干扰，有一些轴突是被绝缘体覆盖的，这些绝缘体被称为髓鞘（神经鞘）。髓鞘并不是连贯的，而是会在某些地方出现间隙，间隙处的轴突就会裸露出来。这一结构被称为"郎飞结"，神经中的电信号不能在髓鞘中传递，而能够在郎飞结处传输。被髓鞘包裹的神经被称为有鞘神经纤维，髓鞘会减少电荷，但能够提高传递速度，正常速度是60m/s，快的地方能达到120m/s。

突触和神经传递物质

神经细胞之间进行电信号传递的部位会形成突触（神经末梢）。脑中有一千多亿个神经细胞，每个神经细胞约有一万个突触。突触和目标神经细胞之间有几万分之一毫米的间隙（突触间隙）。当电信号传来时，突触前成分中的"突触小泡"会向突触间隙释放神经传递物质，而突触后膜上特异的神经传递物质受体在与这些神经传递物质结合后会再产生电信号，继续传递信息。

到现在，科学家们已经发现的突触释放的神经传递物质有多巴胺、去甲肾上腺素、血清素、谷氨酸、内啡肽等几十种。

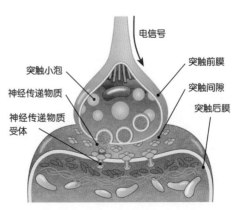

突触小泡　　　　　电信号
神经传递物质　　　突触前膜
神经传递物质　　　突触间隙
受体　　　　　　　突触后膜

运动神经和感觉神经的奥秘

　　遍布人体各处的神经通过神经元彼此相连，形成一张神经网，这就是我们所说的神经系统。在这张神经网的作用下，脑可以统筹细胞与组织的功能，并对身体的功能进行控制。

　　这张神经网可以分为两部分，即脑和脊髓构成的中枢神经系统以及感觉神经、运动神经、自律神经构成的周围神经系统。身体接受的感觉信息可以通过脊髓后根发出的感觉神经传递到相应的中枢。而中枢的各种命令可以通过脊髓前根发出的运动神经传递到相应的器官。

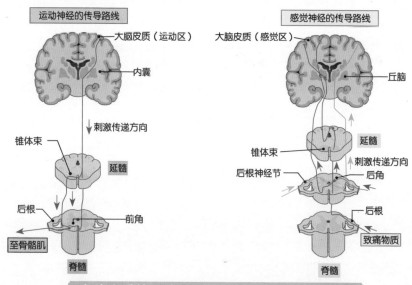

大脑皮质的运动区和感觉区地图（彭菲尔德）

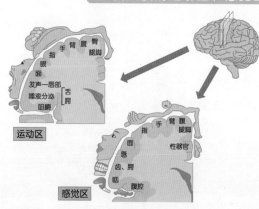

▌彭菲尔德

　　从图中我们就能看出来，对应腹部和臀部等身体中活动较少的部位的脑部区域也会较小，而与手和口等活动复杂部位相对应的脑部区域则会比较大。也就是说，运动区和感觉区是与人体各个部位密切相关的，脑部每个区域的功能也不尽相同。

感觉神经的传导路线

感觉神经是将来自身体内外的信息传递至中枢的神经。因为它能将皮肤感觉、视觉、听觉、触觉、味觉等相关感觉器官产生的刺激（体感）传递至相应中枢，所以才被称为感觉神经。由于脑神经、脊神经等的感觉神经都是向位于身体中心的中枢传递刺激的，所以也叫传入神经。

感觉神经中的神经细胞要么是有两条突起的双极神经元，要么是拥有一条分叉轴突的假单极神经元。位于末梢一侧的轴突侧支收集到的信息可以被传入神经元，再通过脊髓传入脑。感觉神经元在与脊髓连接的地方会形成脊髓神经节（后根神经节），它们的轴突聚集在一起成为后根，从灰质背侧的后角连入脊髓，刺激信息就从这里进入脊髓，再传至脑部。

运动神经的传导路线

运动神经是传递与肌肉运动有关的命令的神经。感觉神经收集来的信息在经过大脑皮质感觉区和运动区的分析与判断之后，会通过掌管运动的小脑、脑干送往脊髓，再分别传到末端的各个部位，引发有意识的运动。

运动神经在通过脊髓时，从脊髓灰质前角处的前根传出脊髓，进入运动神经。由于运动神经中刺激的传导方向是从中枢到末端，所以又被称为传出神经。

从脑到脊髓之间的刺激传导路线被称为锥体束。大部分的神经纤维会在延髓下方进行交叉，所以右脑控制的是左半身，而左脑控制的是右半身。

人在进入青年之前，运动神经会慢慢变粗，这是由于运动神经的轴突在成长过程中，包围轴突的髓鞘也会逐渐形成，这一过程被称为轴突成熟。在这一过程中，运动神经轴突的刺激传导速度会逐渐加快。而随着年龄增长，轴突又会慢慢变细，反应变得迟钝下来。

神经系统的构成

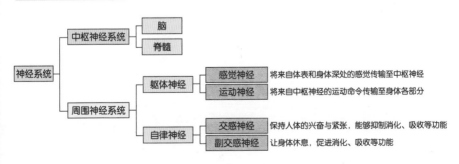

自律神经的结构与作用

　　自律神经包括作用相反的交感神经与副交感神经，这两种神经能将心率、血压、体温等数值保持在一定范围，从而保持人体的稳态，对生命的维持有很深的影响。

自律神经对全身各部分的影响

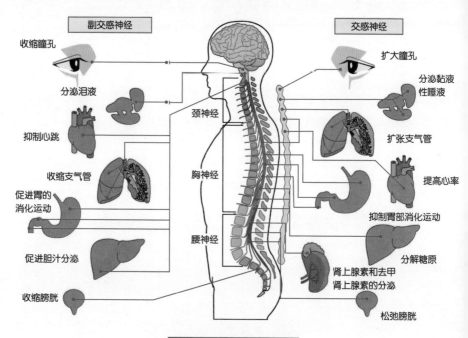

副交感神经

收缩瞳孔

分泌泪液

抑制心跳

收缩支气管

促进胃的消化运动

促进胆汁分泌

收缩膀胱

交感神经

扩大瞳孔

分泌黏液性唾液

扩张支气管

提高心率

抑制胃部消化运动

分解糖原

肾上腺素和去甲肾上腺素的分泌

松弛膀胱

颈神经

胸神经

腰神经

身体表现出的具体现象

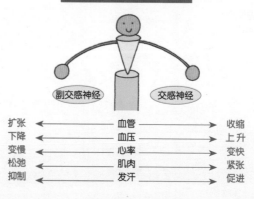

副交感神经　　　交感神经

扩张	←	血管	→	收缩
下降	←	血压	→	上升
变慢	←	心率	→	变快
松弛	←	肌肉	→	紧张
抑制	←	发汗	→	促进

● 自律神经的结构

自律神经包含在脑神经和脊神经之中，能够自动地调节多种脏器和器官的活动，可以促进或抑制呼吸、心率、血压、体温、发汗、排泄等与不受意志控制的不随意肌相关的功能。在我们睡觉的时候，自律神经也会持续保持工作，保证我们的身体能够维持稳态。

自律神经包括交感神经和副交感神经，两种神经功能相反，会产生拮抗作用。这两种神经可以根据身体的需求调整相对强度，以调节人体中脏器器官的各种功能。

▌交感神经的作用

交感神经在身体激烈运动或是感情激动时占据上风，产生战斗或逃跑反应。在运动和兴奋时，心率和血压都会上升，汗液的分泌也会增多，这都是交感神经的功劳。

交感神经的神经传导物质有肾上腺素和去甲肾上腺素等，它们通过作用于 α 受体或 β 受体来调节心率、血压和发汗等人体功能的变化。

交感神经的神经纤维沿脊椎两侧分布，上达颅骨底部，下至尾骨，形成交感神经干。沿途的神经节被称为椎旁神经节。

▌副交感神经的作用

与交感神经相反，副交感神经可以消除紧张，让身体放松和休息。当副交感神经处于优势时，呼吸和心率都会减缓，血压也会下降，人的精神会变得放松，达到一种适合休息或睡眠的状态。人们把交感神经称为白天的神经，而将副交感神经称为夜晚的神经。

副交感神经会受到一种名为乙酰胆碱的神经传导物质的刺激。接受乙酰胆碱刺激的受体被称为乙酰胆碱受体，包括蕈毒碱型乙酰胆碱受体和烟碱型乙酰胆碱受体两种。

虽然副交感神经与交感神经在某些时候会组成一对，对脏器器官进行双重控制，但副交感神经其实只有属于脑神经的动眼神经、面神经、舌咽神经、迷走神经以及由第2～4骶骨神经（属于脊神经）构成的盆内脏神经。头部至腹部的内脏受脑神经控制，其下方的生殖器和肛门等则受到盆内脏神经的控制而维持稳态。除了头部之外，副交感神经的神经节大多位于脏器附近或脏器内部。

与脑相关的主要疾病

脑梗死

脑梗死指的是由于脑部血管变窄，形成血栓（血块）阻塞血液流通，使脑细胞不能获得足够的氧气与营养而引发的疾病。根据血管堵塞的原理不同，脑梗死可以分为动脉粥样硬化性脑梗死（见于大血管）、腔隙性脑梗死（见于小血管）、心源性脑栓塞（在心脏形成的血栓进入脑部后堵塞血管）3种。

脑梗死的症状有身体麻痹、意识模糊、感觉障碍、头痛、头晕等，但是发病位置会因人而异，而且差别较大，所以脑梗死的后遗症也是种类繁多。脑梗死一旦确诊，就要及时接受治疗。诊断方法有头部CT、头部MRI、胸部X光以及查血、心电图等。

在脑梗死的治疗上，常用的手段有使用血栓溶解剂、抗凝剂以及消除坏死脑细胞产生的自由基、使用脑部保护药物等内科方法。有时还需要进行球囊扩张手术改善血液流通，或是进行开颅手术降低颅内压力等外科手段。

脑蛛网膜下腔出血

脑蛛网膜下腔出血是指在脑的3层被膜中，蛛网膜深侧和软脑膜之间产生出血的一种疾病。出现脑蛛网膜下腔出血的原因主要是脑动脉瘤（年轻人的脑蛛网膜下腔出血可能是由于先天性脑动脉畸形）破裂。当发病时，病人就会感觉像是被人用棍棒狠狠地打了一下头，并会感受到剧烈的疼痛。这种病的死亡率近50%，还有约两成的病人会出现复发，即使是症状很轻，也有必要住院治疗一两个月。

诊断方法为脑脊髓液检查，还可以通过脑血管造影术、CT等方式来确认脑动脉瘤与出血等情况。

脑蛛网膜下腔出血最常见的治疗手段是外科手术。如开颅后用手术夹止血的夹闭动脉瘤手术、插入微导管保护脑动脉的栓塞治疗等，总之手术的目的是防止脑动脉破裂和止血。对于不能接受手术的高龄患者，可以运用降脑压药物治疗或静养疗法。

此外，如果同时出现脑蛛网膜下腔出血（血管破裂）和脑梗死（脑部血管堵塞）的症状，就合称为脑卒中。

脑瘤

脑瘤即脑部肿瘤，可以分为脑组织自身病变的原发性脑瘤和从脑之外的部位转移至脑的转移性脑瘤。根据肿瘤发生的部位不同，又能分为脑膜瘤、垂体肿瘤、神经胶质瘤、成神经管细胞瘤等，其中成神经管细胞瘤常见于小儿，发病位置在小脑，属于恶性肿瘤。

然而，由于颅腔空间有限，所以肿瘤即使是良性的，也会随着体积的增大而挤压脑部并阻碍血液流通。也正因为这样，发生在不同区域的脑瘤症状也不一样。而代表性的症状一般是慢性的头痛与恶心、语言障碍、视觉障碍等。

脑瘤可以通过CT、MRI造影术等方式进行检查。医生可以根据检查结果来对肿瘤的组织结构进行判断。

最有效的脑瘤治疗方法是外科手术摘除，也可以采用放射疗法、化疗等手段。

阿尔茨海默病

阿尔茨海默病是一种不可逆转的进行性脑疾患，该病患者约占痴呆症患病人数的60%。这种病的基本症状为记不住新东西、思维能力和判断能力下降等，是与其他类型的痴呆症相同的。但是，阿尔茨海默病是一种进行性疾病，随着病情的恶化，患者还会出现步行困难等运动障碍以及长时间昏睡等症状。绝大多数阿尔茨海默病患者是65岁以上的老年人，但也有5%的患者是40～50岁的中年人。患者的脑部都会出现β淀粉样蛋白的异常沉着，形成淀粉样蛋白沉积，而其产生的原因现在尚不明确。

阿尔茨海默病的检查方式有认知能力检查、日常生活能力的检查和评价、躯体行动和心理症状等多个方面。同时，由于阿尔茨海默病患者的脑部会出现萎缩，所以CT和MRI也是可取的检查方式。

第三章

骨和关节的结构与功能

人体骨骼的结构

骨骼的构成

人体内的骨大小不同、形状不一，它们相互连接成为一个整体就形成了骨骼。成年人体内约有206块骨（幼儿约270块），这是因为尾骨和籽骨在成长的过程中会慢慢愈合，所以数量会有所不同。人体内的骨大致可以分为颅骨、胸骨、上肢骨、椎骨、骨盆、下肢骨等，除了胸骨椎骨和部分颅骨之外，所有骨都是左右对称的。

人体骨骼（正面图）

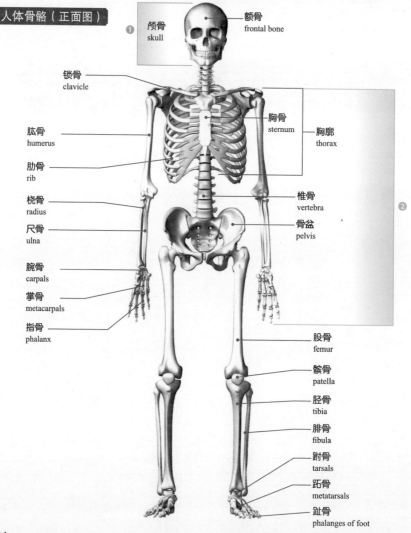

颅骨
skull

额骨
frontal bone

锁骨
clavicle

胸骨
sternum

胸廓
thorax

肱骨
humerus

肋骨
rib

桡骨
radius

尺骨
ulna

椎骨
vertebra

骨盆
pelvis

腕骨
carpals

掌骨
metacarpals

指骨
phalanx

股骨
femur

髌骨
patella

胫骨
tibia

腓骨
fibula

跗骨
tarsals

跖骨
metatarsals

趾骨
phalanges of foot

① 头部的骨和骨连结。

② 上肢的骨和骨连结。

③ 躯干的骨和骨连结。

④ 下肢的骨和骨连结。

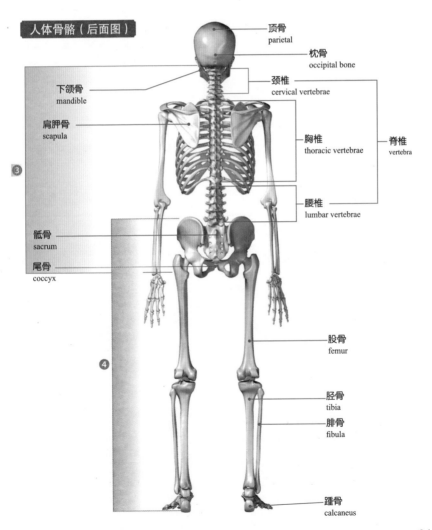

人体骨骼（后面图）

顶骨
parietal

枕骨
occipital bone

颈椎
cervical vertebrae

下颌骨
mandible

肩胛骨
scapula

胸椎
thoracic vertebrae

脊椎
vertebra

腰椎
lumbar vertebrae

③

骶骨
sacrum

尾骨
coccyx

股骨
femur

④

胫骨
tibia

腓骨
fibula

跟骨
calcaneus

骨的作用和分类

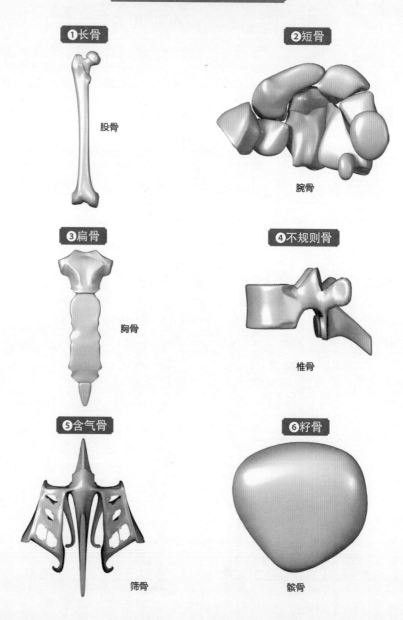

根据形状进行分类（举例）

❶长骨

股骨

❷短骨

腕骨

❸扁骨

胸骨

❹不规则骨

椎骨

❺含气骨

筛骨

❻籽骨

髌骨

骨的作用

◆**支撑身体**　支撑体重，使身体能够保持一定的姿势。

· 脊椎、下肢骨等。

◆**保护脏器**　使脑、心脏、肺等脏器免受外界冲击的伤害。

· 颅骨　保护脑。

· 脊柱　形成椎管，保护脊髓。

· 肋骨　保护胸腔内部。

· 骨盆　形成盆腔，保护盆腔内部。

◆**运动杠杆功能**　构成关节，在附着的肌肉的伸缩下进行运动。

· 四肢的骨（肩关节、肘关节、腕关节、手部关节、股关节、膝关节、足关节等）。

◆**贮藏钙质**　人体内99%的钙质存在于骨中，一旦血液和细胞内钙质不足时，骨中的钙就会析出。

◆**造血功能**　骨中的红骨髓具备造血功能。无法造血的骨髓被称为黄骨髓。

· 髂骨、胸骨等扁骨。

▍骨的6个种类（依形状划分）

❶**长骨**　呈长条状，两端的骨头较粗，可以与其他骨构成关节。骨内部为管状空洞，因此也被称为管状骨。

· 肱骨、股骨等四肢的骨。

❷**短骨**　长宽相近、呈块状的骨，没有骨端和骨干的区别。缺乏运动性，弹性较强。

· 腕骨、跗骨等。

❸**扁骨**　薄而扁平，呈板状，构成颅顶。

· 额骨、顶骨、胸骨等。

❹**不规则骨**　形状不规则，且不属于长骨、短骨或扁骨的骨。

· 椎骨、面部的骨、部分颅骨。

❺**含气骨**　内部与外界相通，可以让外部空气进入的骨，比较轻。

· 额骨、上颌骨、筛骨等构成鼻窦的骨。

❻**籽骨**　分布于肌腱附近，可以减少肌腱与相连的骨之间的摩擦。关节面被关节软骨覆盖，多分布于手、足等处。

· 髌骨是最大的籽骨。

骨的结构

·**骨的基本结构** 骨由骨膜、骨质、骨髓、软骨质等组织构成。除了软骨质之外，其他组织内都有血管和神经存在。骨的表面会有一个或数个允许血管和神经等进出的通道，即营养孔。营养管穿过隧道状的营养孔后与骨髓腔相通。

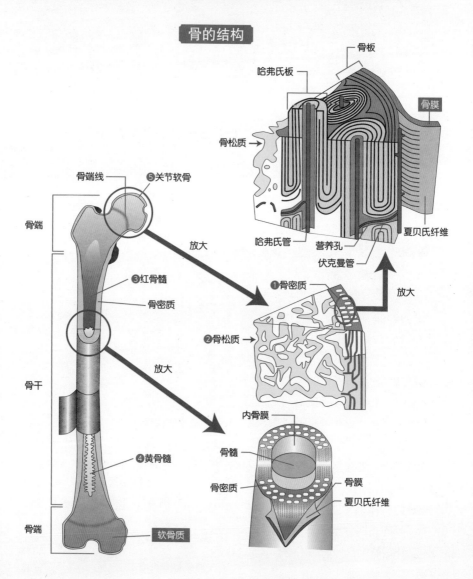

骨的结构

骨板
哈弗氏板
骨松质
骨膜
哈弗氏管
营养孔
夏贝氏纤维
伏克曼管
①骨密质
②骨松质 →
放大

骨端线
⑤关节软骨
骨端
放大
③红骨髓
骨密质
骨干
放大
④黄骨髓
骨端
软骨质

内骨膜
骨髓
骨密质
骨膜
夏贝氏纤维

▌骨膜

　　从骨上剔除关节软骨和肌肉之后，我们就能看到骨质外覆盖着一层薄膜，这就是骨膜。骨膜的主要成分是胶原纤维。骨膜上布满了血管和感觉神经，通过一层夏贝氏纤维（属于结缔组织）与骨质紧紧连在一起。骨膜担任着保护骨质以及营养、生长、修复的任务。骨外膜内侧有成骨细胞，可以生成骨质。

▌骨质

　　❶**骨密质**　结构致密、质地坚硬，由许多圆柱形的骨单位（哈弗氏系统，以血管、淋巴管及神经纤维为中心形成，并从哈弗氏管的中心通过）构成。哈弗氏管与横穿骨单位的伏克曼管相通。

　　❷**骨松质**　多分布于骨的内部和骨端，骨小梁较为疏松，有许多空洞。骨小梁在受到外力时可以弯曲或改变排列方向，分散冲击力，由此可以提高骨的强度，让骨更柔软。骨小梁之间安放骨髓的空间被称为骨髓腔。

▌骨髓

　　骨髓分布于骨干或骨松质之间的骨髓腔中，可以分为能够造血的红骨髓与丧失造血功能的黄骨髓。

　　❸**红骨髓**　可以产生红细胞、白细胞、血小板等，由于内部充满红细胞而呈红色。出生一年后的胎儿全身骨髓都能造血，而随着年龄的增长，四肢的骨髓会慢慢失去造血功能。

　　❹**黄骨髓**　黄骨髓丧失了造血功能，而且脂肪细胞较多，所以呈黄色。成人体内的骨髓约有一半是黄骨髓。

▌软骨质

　　❺**关节软骨**　顾名思义，关节软骨就是覆盖在关节处的骨表面的软骨，能让关节的活动更为灵活，还可以像垫子一样缓和关节处的压力。

　　●**骨端软骨**　存在于生长中的骨的骨干与骨端之间。在生长期，随着骨端软骨的生长，骨会沿长轴方向伸长。随着身体生长，骨端软骨会从骨干一侧持续骨化。当骨端软骨完全骨化后，骨的生长就会停止。

骨的生成和成长

· **骨的生成**　骨的生成可以分为膜内成骨和软骨内成骨两种，每块骨的生成速度会有所不同。胎儿在7周大时骨开始形成，直至出生时骨的形成也未停止，而是会随着年龄的增长进行持续生长。女孩在15～16岁时、男孩在17～18岁时会停止骨骼发育。

· **骨的成长**　骨的伸长由软骨（骨端软骨）负责，长粗由骨膜负责。

软骨内成骨的过程（长骨）

软骨膜

骨膜

血管

初级骨化中心

透明软骨形成骨的原型

骨化的软骨

在骨干处形成骨化点，即一次骨化中心

❶

次级骨化中心

关节软骨

髓腔

骨端线

在远侧骨端形成骨化点，即二次骨化中心

骨形成

❷

软骨内成骨

软骨内成骨指的是在透明软骨中央形成骨化点，然后再依次向周围发生骨化的现象，这种骨被称为置换骨或软骨性骨，几乎所有的骨都是以这种方法形成的。

❶透明软骨内成骨，骨的原型形成

成骨细胞分泌骨基质，将软骨组织转化为骨组织。骨化开始的部位被称为骨化中心，骨干处的骨化中心又被称为初级骨化中心。

❷在骨端软骨内形成次级骨化中心，骨化进一步进行

在各个骨化中心进行骨化的同时，在骨端处仍未骨化的软骨被称为骨端软骨。骨端软骨在逐渐缩减成为骨端线之前，会一直持续反复地增殖和骨化。

▌膜内成骨

一种名叫间充质的原始结缔组织的细胞分化为成骨细胞，并引起直接骨化的现象被称为膜内成骨。这种方式形成的骨被称为"附加骨"或"结缔组织性骨"。呈板状的颅骨和锁骨等骨就是通过这种方式形成的。

▌骨的成长

◆**长度** 骨端软骨本身的增殖可以使骨变长，同时骨端软骨内部产生的成骨细胞使一部分软骨组织骨化，也是使骨沿长轴方向生长的原因。骨端软骨在结束成长期之前都会持续使骨增长，因此也被称为生长板。

◆**粗度** 使骨长粗的是骨膜。从骨膜处产生的成骨细胞会在骨外膜内侧形成骨质，通过在原有的骨外侧附上新骨质的方式使骨变粗。同时，骨内部的破骨细胞可以使骨内腔变大，从而调节骨质的厚度。

▌骨的破坏和再生

骨也会像皮肤一样进行新陈代谢，重复进行破坏和再生的过程，这依赖于破骨细胞的骨吸收与成骨细胞的骨形成。

破骨细胞本是一种血液细胞，可以利用酸或酶等物质将骨溶解，并使其与血液一同排出骨外。当这一过程完成后，成骨细胞就会形成并生成胶原蛋白，让被血液运出骨外的钙元素沉淀下来，形成新的骨质。

此外，承担骨形成与生长任务的骨膜即使是在骨停止生长后依然会保留造血功能，并能在骨折或其他特殊情况下再次工作。

骨连结

相邻的两块或多块骨连结在一起就形成了骨连结。骨连结大致可以分为能够自由活动的可动连结（可动关节）以及基本上不能活动的不动连结。一般我们说关节时，指的都是可动连结，不包括不动连结。

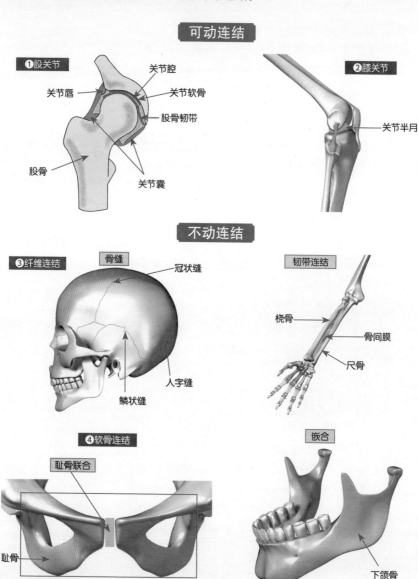

可动连结

❶股关节
关节唇
关节腔
关节软骨
股骨韧带
股骨
关节囊

❷膝关节
关节半月

不动连结

❸纤维连结
骨缝
冠状缝
人字缝
鳞状缝

韧带连结
桡骨
骨间膜
尺骨

❹软骨连结
耻骨联合
耻骨

嵌合
下颌骨

◐ 可动连结

可动连结的骨与骨之间留有缝隙，可以进行屈伸、旋转等运动。可动连结的两骨之间相对的位置称为关节面。

❶凸出的关节头与内凹的关节面组成的可动连结（如股关节）

关节面全部被一层薄薄的关节软骨覆盖，外围形成关节囊。关节囊内部的空间被称为关节腔，充满黏稠的滑液。因此，可动连结也被称为滑膜关节。

❷关节面凹凸不平的可动连结（膝关节等）

相对的骨之间存在半月形状的纤维软骨（关节半月），可以加强骨之间的咬合。膝关节处的半月板较为发达，呈圆盘状。

◐ 不动连结

不动连结基本不能活动或完全不能活动，可以分为3类。

❸纤维连结

骨与骨之间通过胶原纤维或弹性纤维等结缔组织相连，中间没有空隙，基本上不具备运动能力。

· **缝结合**　主要位于颅骨和面骨等处，骨之间仅通过极少量的结缔组织相互连结。当这些结缔组织骨化后，缝结合就会变成骨性结合。

· **韧带结合**　多见于前臂和小腿，通过韧带或膜性结缔组织相连。

· **嵌合**　见于上颌骨或下颌骨处齿根与齿槽的连结，就像是钉子嵌入一样。

❹软骨连结

· **纤维软骨结合**　骨与骨之间夹有纤维软骨的连结方式，耻骨联合就是一个例子。这种连结略微可动，也被称为微动关节。

· **透明软骨结合**　骨与骨之间夹有透明软骨的连结方式，也被称为软骨连结。

▌骨性结合

由上述结合方式中的纤维或软骨骨化后形成，见于额骨、髋骨、骶骨等处。

人体关节分类

部分研究数据表明，人体内共有约350处关节，能够完成复杂运动的关节有六成集中在手足等部位。这些可动关节可以根据骨的数量、运动轴、形状等加以分类。

关节分类（形状）

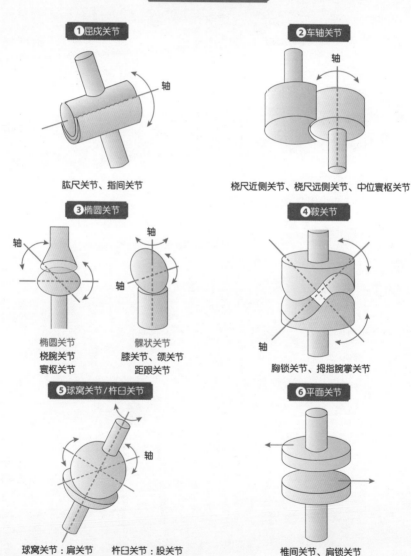

❶屈成关节

轴

肱尺关节、指间关节

❷车轴关节

轴

桡尺近侧关节、桡尺远侧关节、中位寰枢关节

❸椭圆关节

轴

轴

椭圆关节
桡腕关节
寰枢关节

轴

轴

髁状关节
膝关节、颌关节
距跟关节

❹鞍关节

轴

胸锁关节、拇指腕掌关节

❺球窝关节/杵臼关节

轴

球窝关节：肩关节   杵臼关节：股关节

❻平面关节

椎间关节、肩锁关节

根据骨的数量分类

◆ **单关节**　如肩关节、股关节、各指间关节等由2块骨构成的最简单的关节。

◆ **复关节**　肘关节、膝关节、桡腕关节等由3块及3块以上的骨构成的关节。

根据运动轴数量分类

◆ **单轴关节**　能够进行屈伸或前后屈等运动，但只能绕1根轴进行转动的关节。各指间关节多为单轴关节。

·桡尺近侧关节、尺腕关节等。

◆ **双轴关节**　能够向前后与两侧进行屈伸，可以围绕两根轴转动的关节。

·寰枢关节、桡腕关节、第一中指关节等。

◆ **多轴关节**　除了向前后和两侧运动之外，还可以进行回旋等运动，可以围绕3根及3根以上的运动轴进行运动的关节。

·肩关节、股关节。

根据形状进行分类

即根据关节头和关节窝的形状进行分类的方法。

❶**屈戌关节**　关节头为圆柱形，整个关节形似合叶，能够绕关节头的中轴进行运动的单轴关节。屈戌关节有一种名为蜗状关节的变体，其运动轨迹呈螺旋形，而非与骨的长轴呈直角。

❷**车轴关节**　一方关节面能像车轴一样相对于另一方进行回转运动的单轴关节。

❸**椭圆关节**　关节头与关节窝形成整个或部分椭圆球状，不能进行回旋运动的双轴关节。其中关节头不呈球面，而且深度较浅的椭圆关节被称为髁状关节。由于髁状关节受到韧带等组织的限制，所以只能向一个或两个方向进行运动。

❹**鞍关节**　关节头与关节窝都呈鞍状的曲面，关节窝较浅，受到韧带的限制而只能朝向一个或两个方向进行运动。

❺**球窝关节/杵臼关节**　关节头呈球状，关节窝较浅，可动范围较大的多轴关节。

❻**平面关节**　关节面呈平面的关节。可动范围较小的微动关节，也是一种平面关节。

骨的各个部位的名称

头	骨前段呈圆球状的部分	囊	包裹空腔或器官的结构
颈	靠近骨头较细的部分	鞘	将肌腱等细长的组织包裹起来的结构
体（干）	长骨中端较长的部分	突起	突出的部分
底	较粗一侧的骨端	切迹	形似被切开的部分
尖	骨前段较细的部分	弓	形似弓的弯曲部分
腔	骨内部或是盛放器官的空间	嵴	骨表面似山脊一样隆起的部分
窦	骨内部或是暴露在外的低洼处	棘	像刺一样突起的部分
盖	可以将空腔盖住的盖状结构	髁	骨上呈球状隆起的部分
口	空腔入口	结节	骨表面形似小包的隆起部分
孔	从表面贯穿至内部的开孔，主要是血管或神经的通道	粗隆	骨表面粗糙的部分
窝	表面较浅的低洼部	沟	髁或嵴等隆起之间下凹的部分

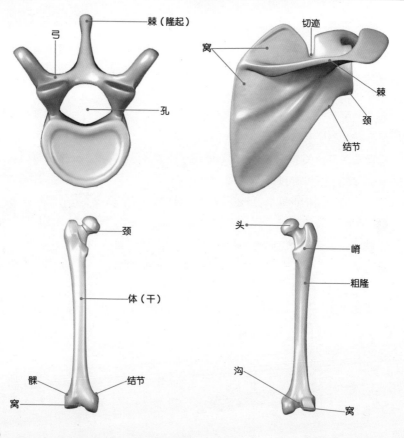

头部的骨

颅

· **颅的结构**　颅由15种（共23块）骨构成，其中包括6种能够保护脑部免受伤害的脑颅以及9种构成面部骨骼的面颅。除了下颌骨与舌骨之外，其他所有的颅骨都通过骨缝紧密相连。虽然我们平时将颅叫作颅骨，但其实"颅"才是正式的解剖学名词。

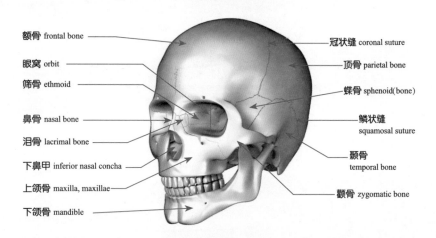

颅（前侧面图）

额骨 frontal bone
眼窝 orbit
筛骨 ethmoid
鼻骨 nasal bone
泪骨 lacrimal bone
下鼻甲 inferior nasal concha
上颌骨 maxilla, maxillae
下颌骨 mandible

冠状缝 coronal suture
顶骨 parietal bone
蝶骨 sphenoid(bone)
鳞状缝 squamosal suture
颞骨 temporal bone
颧骨 zygomatic bone

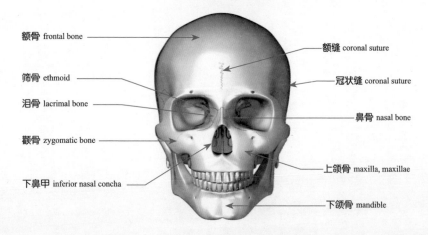

颅（正前面图）

额骨 frontal bone
筛骨 ethmoid
泪骨 lacrimal bone
颧骨 zygomatic bone
下鼻甲 inferior nasal concha

额缝 coronal suture
冠状缝 coronal suture
鼻骨 nasal bone
上颌骨 maxilla, maxillae
下颌骨 mandible

脑颅　安放脑部的部分

额骨、枕骨、蝶骨、筛骨各1块，顶骨、颞骨各1对，共6种8块。也叫神经颅。

面颅　构成面部的部分

下颌骨、犁骨、舌骨各1块，上颌骨、腭骨、颧骨、鼻骨、泪骨、下鼻甲各1对，共9种15块，也叫内脏颅。

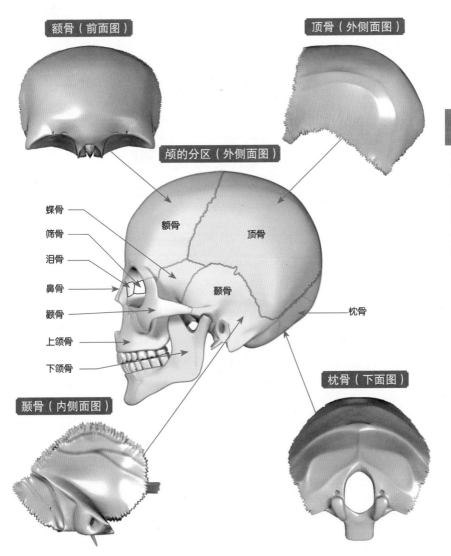

额骨（前面图）

顶骨（外侧面图）

颅的分区（外侧面图）

蝶骨
筛骨
泪骨
鼻骨
颧骨
上颌骨
下颌骨

额骨
顶骨
颞骨
枕骨

颞骨（内侧面图）

枕骨（下面图）

鼻窦

· **鼻窦** 即包围鼻腔的骨自身内部充满空气的空洞，有上颌窦、额窦、筛窦、蝶窦等。这些鼻窦都与鼻腔相通，表面也覆盖着与鼻腔内相同的呼吸上皮。类似于鼻腔的空洞被称为鼻窦。

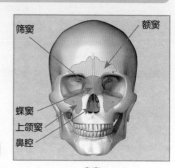

鼻窦

颅的冠状断面图

（约从耳处截断）

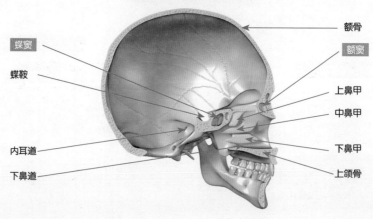

额骨

额窦

鸡冠

筛骨

筛骨垂直板

上颌窦

下鼻道

中鼻道

颅腔

额窦

筛窦

眶上裂

颧骨

上鼻甲

中鼻甲

上颌窦

下鼻甲

犁骨

颅的矢状断面图

（从正中偏右处截断，图示为内侧面）

蝶窦

蝶鞍

内耳道

下鼻道

额骨

额窦

上鼻甲

中鼻甲

下鼻甲

上颌骨

缝和囟门

· 缝　颅骨之间已经骨化的呈不规则线状的连结部分被称为缝。通过缝相接的两块骨连接非常紧密。

· 囟门　新生儿的颅骨并不是完全接合的，一部分骨会在小孩长大的过程中慢慢闭合起来。这种尚未完全接合的缝隙被称为囟门。

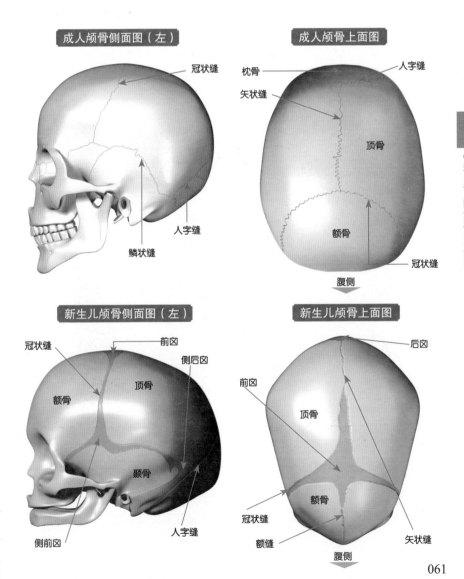

成人颅骨侧面图（左）

冠状缝
人字缝
鳞状缝

成人颅骨上面图

枕骨
矢状缝
顶骨
额骨
人字缝
冠状缝
腹侧

新生儿颅骨侧面图（左）

冠状缝
前囟
侧后囟
顶骨
额骨
颞骨
人字缝
侧前囟

新生儿颅骨上面图

后囟
前囟
顶骨
额骨
冠状缝
额缝
矢状缝
腹侧

061

眼眶

· 眼眶的结构　位于颅前侧中央位置，为1对，是安放眼球及其附属器官的地方。眼眶内空间呈四角锥形。眼眶的形成与额骨、颧骨、筛骨、蝶骨、泪骨、上颌骨、腭骨7种骨都有关系。颅腔通过眶上裂、神经管（孔）、眶下裂3处与眼眶相通。

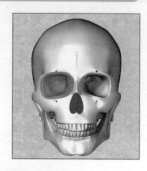

右眼眶（前面图）

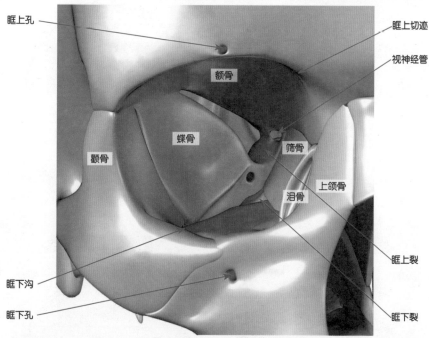

眶上孔

眶上切迹

视神经管

额骨

蝶骨

筛骨

颧骨

上颌骨

泪骨

眶上裂

眶下沟

眶下孔

眶下裂

构成眼眶的骨			
眼眶口	额骨、上颌骨、颧骨3种骨		
眼眶上缘	额骨	眼眶下缘	上颌骨、颧骨
内侧壁（鼻侧）	筛骨、蝶骨、上颌骨、泪骨	上壁（顶壁）	额骨、蝶骨的一部分
下壁（底）	上颌骨、颧骨、腭骨	外侧壁	蝶骨、颧骨

听小骨与耳的结构

· **耳的结构** ◆ 骨半规管 是掌管平衡感觉的器官。 ◆ 前庭 位于内耳，是耳蜗与骨半规管之间的部分骨迷路。与骨半规管一同掌管平衡感觉。 ◆ 耳蜗 位于内耳，内有掌管听觉的螺旋器。

· **听小骨** 中耳内锤骨、砧骨、镫骨3种骨的总称，是人体内最小的骨。3块听小骨互相连接，可以将声音的振动传递到内耳中。

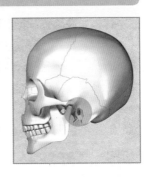

▌听觉产生的奥秘

◆**声音的收集（外耳）** 声音通过外耳道到达鼓膜，使鼓膜产生振动。

◆**声音的放大（中耳）** 鼓膜的振动传递给听小骨。听小骨使振动增强。

◆**声音向脑的传输（内耳）** 声音振动经过耳蜗、前庭、骨半规管一起构成"骨迷路"后，再通过内耳神经传入达到大脑，被脑解析成为声音信息。

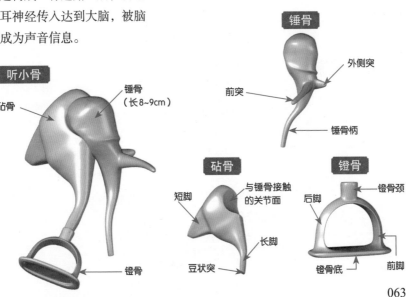

外耳　中耳　内耳

听小骨　骨半规管　前庭神经　耳蜗神经　鼓膜　外耳道　耳蜗　咽鼓管

听小骨　砧骨　锤骨（长8~9cm）　镫骨

锤骨　前突　外侧突　锤骨柄

砧骨　短脚　与锤骨接触的关节面　长脚　豆状突

镫骨　后脚　镫骨颈　镫骨底　前脚

蝶骨

位于颅底中央，前方与鼻腔相通，有许多血管和神经穿过。其中，中央的体部（蝶骨体）可以分为体、大翼、小翼、翼突4部分。在胎儿刚出生时，大翼、小翼、翼突3块骨是分离的；在出生1年内，3块骨会逐渐闭合，变成一个整体。由于外形像是一只张开翅膀的蝴蝶，所以被命名为蝶骨。

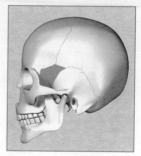

①蝶骨前面图

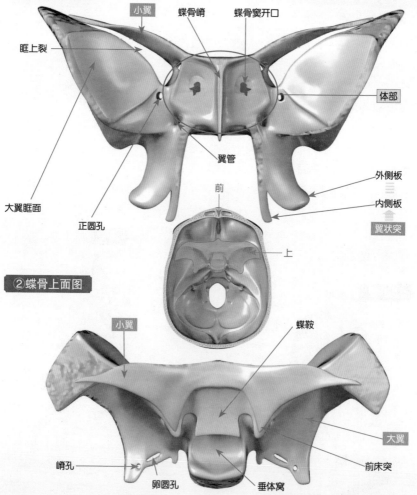

眶上裂

小翼　蝶骨嵴　蝶骨窦开口

体部

大翼眶面

正圆孔

翼管

外侧板
内侧板
翼状突

前

上

②蝶骨上面图

小翼　蝶鞍

大翼

嵴孔
卵圆孔　垂体窝

前床突

筛骨

　　筛骨位于额骨眶部的筛骨切迹处，是鼻腔和眼眶的构成部分。筛骨可以分为3部分，即布有嗅神经的筛板、构成一部分鼻中隔的垂直板、呈蜂巢状的筛骨迷路。由于筛骨有很多嗅神经通过，形似有许多开孔的筛子而得名。

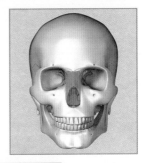

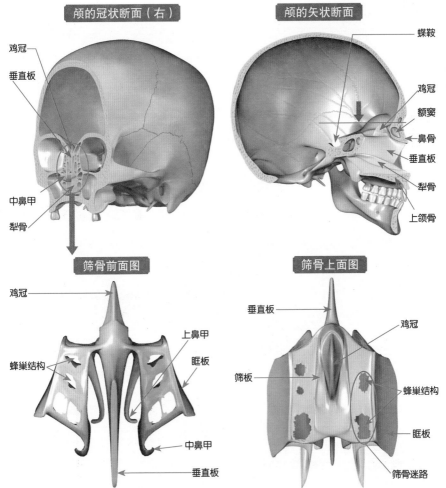

颅的冠状断面（右）

鸡冠
垂直板
中鼻甲
犁骨

颅的矢状断面

蝶鞍
鸡冠
额窦
鼻骨
垂直板
犁骨
上颌骨

筛骨前面图

鸡冠
蜂巢结构
上鼻甲
眶板
中鼻甲
垂直板

筛骨上面图

垂直板
筛板
鸡冠
蜂巢结构
眶板
筛骨迷路

颧骨、鼻骨、泪骨、犁骨

· **颧骨** 使面颊向上凸起的骨，左右各1块，共有1对。颧骨的侧面和前面各有一个凸起，前面呈菱形。

· **鼻骨** 左右各1块，位于鼻腔上方、两眉中央的正下方，构成鼻根与鼻梁上部。

· **泪骨** 构成眼眶的内侧壁和前下部，与鼻腔和眼眶相接，左右各1块，形状较薄。

· **犁骨** 与筛骨一起构成鼻中隔的后下部，非常薄，形似农具"犁"。

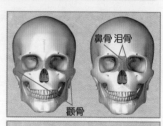

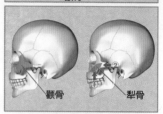

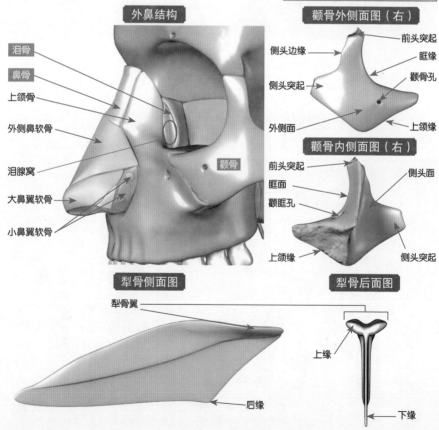

外鼻结构

泪骨
鼻骨
上颌骨
外侧鼻软骨
泪腺窝
大鼻翼软骨
小鼻翼软骨
颧骨

颧骨外侧面图（右）

侧头边缘
侧头突起
外侧面
前头突起
眶缘
颧骨孔
上颌缘

颧骨内侧面图（右）

前头突起
眶面
颧眶孔
上颌缘
侧头面
侧头突起

犁骨侧面图

犁骨翼
后缘

犁骨后面图

上缘
下缘

腭骨、舌骨

· **腭骨**　位于面部中心、上颌骨后方，左右各1块，呈对称状，是骨腭和鼻腔侧壁的构成部分。腭骨本身由水平板、垂直板2块骨板以及3个突起（锥突、眶突、蝶突）构成。

· **舌骨**　位于甲状软骨上方、下颌与咽部之间，高度大致与第三颈椎的高度平齐，呈U字形。舌骨不与其他的骨构成关节，仅与颈部的肌肉相连，能够支撑舌根。

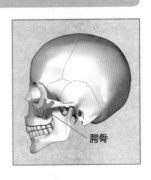

腭骨

腭骨内面图

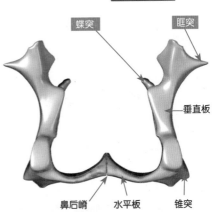

前头突起

上颌窦裂孔

蝶突

垂直板

鼻后嵴

锥突

上颌突起

腭骨前面图

蝶突　　眶突

垂直板

鼻后嵴　　水平板　　锥突

舌骨侧面图（左斜上方）

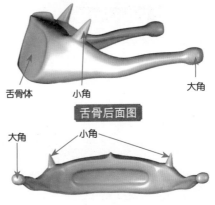

舌骨体　　小角　　大角

舌骨后面图

大角　　小角

舌骨的位置

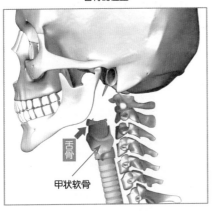

舌骨

甲状软骨

上颌骨、下颌骨

· **上颌骨** 与前上颌骨闭合，构成大部分上颌。是眼眶底、鼻腔侧壁、鼻腔底、口腔上盖的构成部分，与下颌骨一起构成口腔。

· **下颌骨** 是面颅中最大的骨，呈U字形，是下颌的构成部分。与左右两侧的颞骨构成颌关节。下颌骨可以分为中央部的下颌体与两端的下颌支。

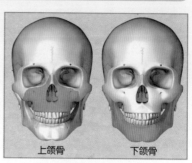

上颌骨 　　下颌骨

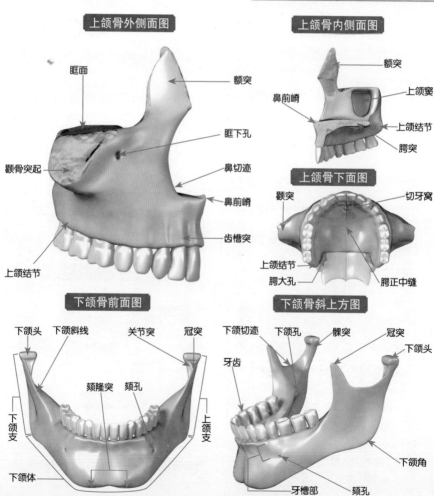

上颌骨外侧面图

眶面 / 额突 / 眶下孔 / 颧骨突起 / 鼻切迹 / 鼻前嵴 / 齿槽突 / 上颌结节

上颌骨内侧面图

额突 / 上颌窦 / 鼻前嵴 / 上颌结节 / 腭突

上颌骨下面图

额突 / 切牙窝 / 颧突 / 上颌结节 / 腭大孔 / 腭正中缝

下颌骨前面图

下颌头 / 下颌斜线 / 关节突 / 冠突 / 颏隆突 / 颏孔 / 下颌支 / 上颌支 / 下颌体

下颌骨斜上方图

下颌切迹 / 下颌孔 / 髁突 / 冠突 / 下颌头 / 牙齿 / 下颌角 / 牙槽部 / 颏孔

上肢的骨与关节

上肢的骨与关节

上肢的骨可分为上肢带骨和上肢自由骨两部分。上肢带骨也被称为肩带，是将自由上肢骨（肱骨及以下的部分）和躯干的骨连结起来的骨的总称，包括肩胛骨与锁骨两部分。自由上肢骨包括肱骨、桡骨、尺骨以及手部的骨。

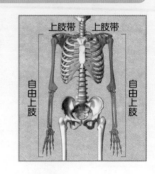

上肢带　上肢带

自由上肢　自由上肢

上肢前面图（右）

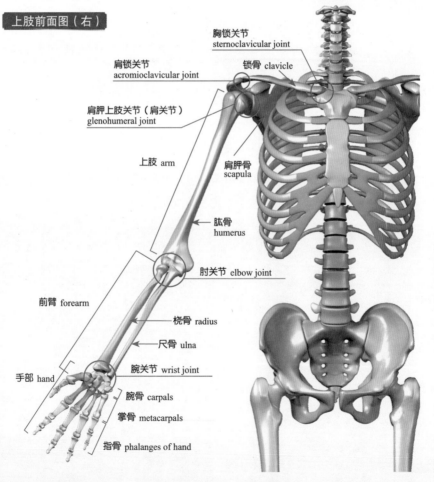

胸锁关节
sternoclavicular joint

锁骨 clavicle

肩锁关节
acromioclavicular joint

肩胛上肢关节（肩关节）
glenohumeral joint

上肢 arm

肩胛骨
scapula

肱骨
humerus

肘关节 elbow joint

前臂 forearm

桡骨 radius

尺骨 ulna

腕关节 wrist joint

手部 hand

腕骨 carpals

掌骨 metacarpals

指骨 phalanges of hand

上肢带骨
锁骨、肩胛骨

自由上肢骨
肱骨、桡骨、尺骨、腕骨、掌骨、指骨

上肢的关节
胸锁关节、肩锁关节、肩关节、肘关节、腕关节

上肢后面图（右）

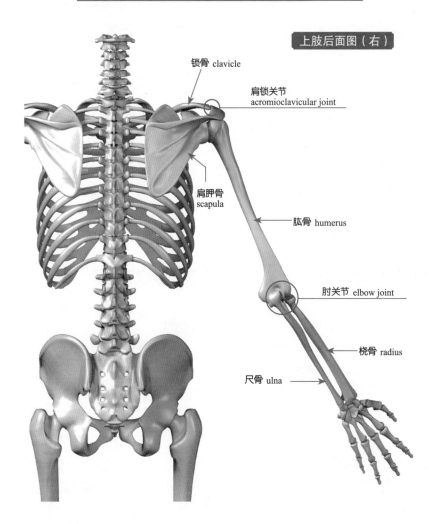

锁骨 clavicle

肩锁关节 acromioclavicular joint

肩胛骨 scapula

肱骨 humerus

肘关节 elbow joint

桡骨 radius

尺骨 ulna

上肢骨和锁骨、肩胛骨

· **锁骨** 位于胸廓上方，大致呈水平，本身略呈S形，左右各1块，共1对。与肩胛骨一起构成上肢带，负责连结上肢与躯干。

· **肩胛骨** 位于左右肩至背部中央，属于扁骨，形似三角形，左右各1块，共1对。肩胛骨上有许多突起，与肱骨头构成肩关节，同时与锁骨构成肩锁关节。

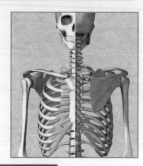

上肢骨与锁骨上面图

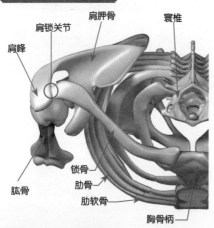

肩胛骨

肩锁关节

寰椎

肩峰

锁骨

肋骨

肋软骨

胸骨柄

肱骨

肩胛骨外侧面图（右）

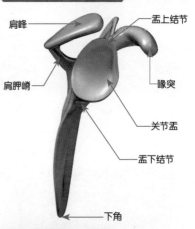

肩峰

盂上结节

肩胛嵴

喙突

关节盂

盂下结节

下角

肩胛骨后面图（右）

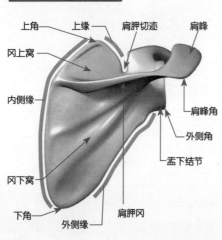

上角

上缘

肩胛切迹

肩峰

冈上窝

内侧缘

肩峰角

外侧角

冈下窝

盂下结节

下角

肩胛冈

外侧缘

肩胛骨正面图（右）

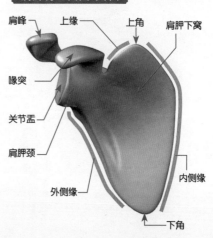

肩峰

上缘

上角

肩胛下窝

喙突

关节盂

肩胛颈

内侧缘

外侧缘

下角

肱骨、桡骨、尺骨

· **肱骨** 属于自由上肢，位于肩关节下方至肘关节上方，上部与肩胛骨构成肩关节，下部与桡骨、尺骨构成肘关节，属于长骨。

· **桡骨** 位于前臂的拇指一侧，近端和尺骨一同与肱骨相接构成肘关节，远端与腕骨相接构成腕关节。

· **尺骨** 位于前臂的小指一侧，和桡骨一同与肱骨相接构成肘关节。

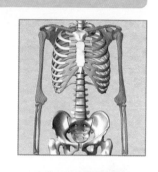

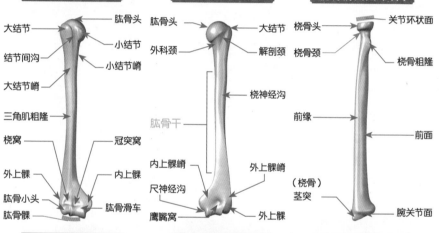

肱骨前面图（右）

- 大结节
- 结节间沟
- 大结节嵴
- 三角肌粗隆
- 桡窝
- 外上髁
- 肱骨小头
- 肱骨髁
- 肱骨头
- 小结节
- 小结节嵴
- 冠突窝
- 内上髁
- 肱骨滑车

肱骨后面图（右）

- 肱骨头
- 外科颈
- 肱骨干
- 内上髁嵴
- 尺神经沟
- 鹰嘴窝
- 大结节
- 解剖颈
- 桡神经沟
- 外上髁嵴
- 外上髁

桡骨前面图（右）

- 桡骨头
- 桡骨颈
- 前缘
- （桡骨）茎突
- 关节环状面
- 桡骨粗隆
- 前面
- 腕关节面

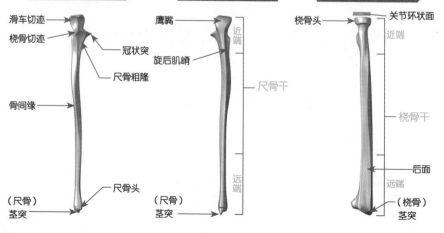

尺骨前面图（右）

- 滑车切迹
- 桡骨切迹
- 骨间缘
- （尺骨）茎突
- 冠状突
- 尺骨粗隆
- 尺骨头

尺骨后面图（右）

- 鹰嘴
- 旋后肌嵴
- （尺骨）茎突
- 近端
- 尺骨干
- 远端

桡骨后面图（右）

- 桡骨头
- 后面
- （桡骨）茎突
- 关节环状面
- 近端
- 桡骨干
- 远端

肩部关节构造

· **肩关节** 肩关节可以实现前臂上举、回旋等动作，包括肩盂肱骨关节、肩锁关节、胸锁关节3个解剖学关节和肩峰下关节、肩胛胸廓关节2个功能性关节，也被称为肩关节复合体。从广义上说，肩关节包括构成肩关节复合体的所有关节，但从狭义上来说，单指肩胛骨和肱骨构成的肩盂肱骨关节。虽然肩关节的活动范围很广，但同时也容易脱臼，是一个不牢靠的关节。

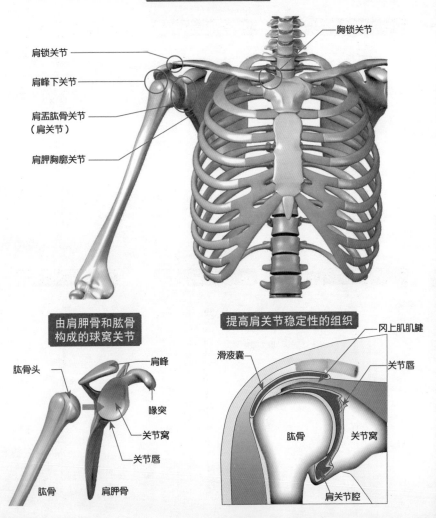

肩部关节的各部位名称

胸锁关节

肩锁关节

肩峰下关节

肩盂肱骨关节
（肩关节）

肩胛胸廓关节

由肩胛骨和肱骨构成的球窝关节

肱骨头

肩峰

喙突

关节窝

关节唇

肱骨

肩胛骨

提高肩关节稳定性的组织

冈上肌肌腱

滑液囊

关节唇

肱骨

关节窝

肩关节腔

肩关节、肩锁关节、胸锁关节的韧带

· **肩关节（肩盂肱骨关节）的韧带** 包括肩锁韧带、喙锁韧带、喙肩韧带、盂肱韧带。其中盂肱韧带可以分为上、内、下3部分。

· **肩锁关节的韧带** 肩锁关节是锁骨和肩胛骨构成的平面关节，前面有强劲厚实的肩锁韧带保护。

· **胸锁关节的韧带** 胸锁关节是一种较浅的鞍关节，可以在关节圆盘的作用下实现与球关节类似的功能。

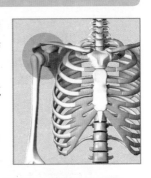

肩关节前面图（右）

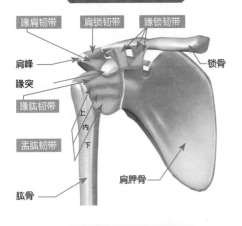

喙肩韧带　肩锁韧带　喙锁韧带
肩峰
喙突
喙肱韧带
上
内
下
盂肱韧带
肱骨
肩胛骨
锁骨

肩锁关节上面图（右）

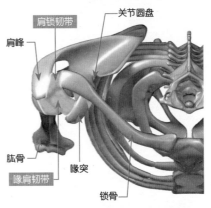

肩锁韧带　关节圆盘
肩峰
肱骨
喙肩韧带
喙突
锁骨

胸锁关节前面图（右）

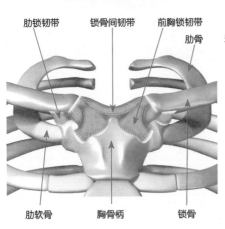

肋锁韧带　锁骨间韧带　前胸锁韧带
肋骨
肋软骨　胸骨柄　锁骨

胸锁关节冠状断面图

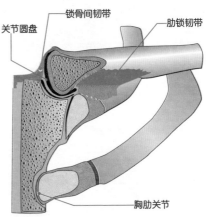

锁骨间韧带
关节圆盘
肋锁韧带
胸肋关节

肘关节与韧带、桡尺关节、骨间膜

· **肘关节** 肘关节是肱骨和尺骨构成的肱尺关节以及肱骨和桡骨构成的肱桡关节的合称。

· **桡尺关节** 前臂的桡骨与尺骨构成的两处关节，它们都是单轴车轴关节，可以使桡骨绕尺骨旋转。

· **骨间膜** 位于桡骨和尺骨之间，呈倾斜走向的薄而坚韧的纤维膜。

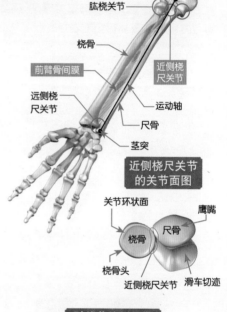

上肢前面图（右）

肱骨
肱尺关节
肱桡关节
桡骨
前臂骨间膜
远侧桡尺关节
尺骨
茎突
近侧桡尺关节
运动轴

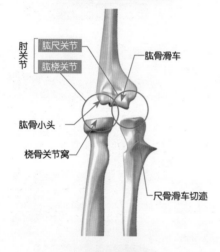

肱桡关节与肱尺关节

肘关节
肱尺关节
肱桡关节
肱骨滑车
肱骨小头
桡骨关节窝
尺骨滑车切迹

近侧桡尺关节的关节面图

关节环状面
鹰嘴
桡骨
尺骨
桡骨头
近侧桡尺关节
滑车切迹

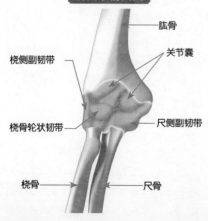

肘关节前面图

肱骨
桡侧副韧带
关节囊
桡骨轮状韧带
尺侧副韧带
桡骨
尺骨

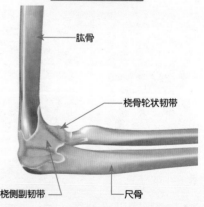

肘关节外侧面图

肱骨
桡骨轮状韧带
桡侧副韧带
尺骨

腕骨、掌骨、指骨

· **腕骨** 是位于手腕处的8块短骨的统称。8块短骨中4块1组，排成2列，靠近桡骨和尺骨一侧的4块被称为近侧列，靠近手掌一侧的4块被称为远侧列。

· **掌骨** 即我们手掌处的骨，包括第一到第五掌骨，近侧与掌骨相接，远侧与14块指骨相接。指骨可以分为近节指骨、中节指骨和远节指骨，每块指骨又分为底、体、小头3部分。

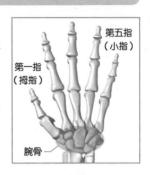

腕骨背侧面图（右）

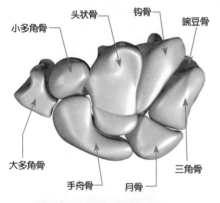

小多角骨　头状骨　钩骨　豌豆骨

大多角骨　手舟骨　月骨　三角骨

腕骨掌侧面图（右）

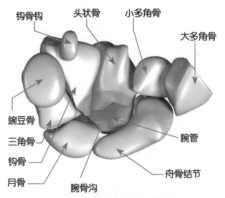

钩骨钩　头状骨　小多角骨　大多角骨

豌豆骨　三角骨　钩骨　月骨　腕骨沟　舟骨结节　腕管

掌骨和指骨（右手背侧）

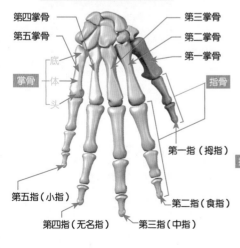

第四掌骨　第五掌骨　第三掌骨　第二掌骨　第一掌骨

掌骨　底　体　头　指骨

第五指（小指）　第四指（无名指）　第三指（中指）　第二指（食指）　第一指（拇指）

掌骨和指骨（右手掌侧）

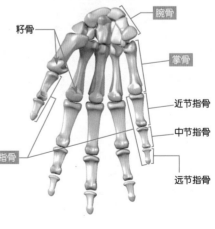

籽骨　腕骨　掌骨　近节指骨　中节指骨　指骨　远节指骨

手关节、指节间关节、手部韧带

· **手关节** 指8块掌骨、尺骨、桡骨10块骨头构成的关节。一只手的5根手指共包括5块近节指骨、4块中节指骨、5块远节指骨，各指骨之间互相构成指节间关节。

· **手部韧带** 手部的各个关节处都布有比肌腱更为坚硬且难以拉伸的韧带，可以增大关节强度，支持运动的完成。

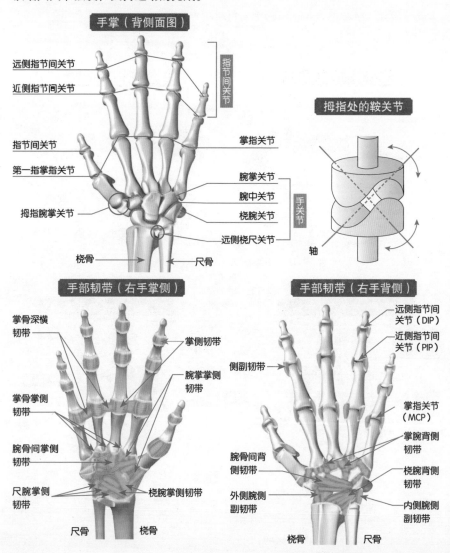

手掌（背侧面图）

远侧指节间关节
近侧指节间关节
指节间关节
指节间关节
第一指掌指关节
拇指腕掌关节
掌指关节
腕掌关节
腕中关节
桡腕关节
远侧桡尺关节
手关节
桡骨
尺骨

拇指处的鞍关节
轴

手部韧带（右手掌侧）

掌骨深横韧带
掌侧韧带
腕掌掌侧韧带
掌骨掌侧韧带
腕骨间掌侧韧带
尺腕掌侧韧带
桡腕掌侧韧带
尺骨
桡骨

手部韧带（右手背侧）

远侧指节间关节（DIP）
近侧指节间关节（PIP）
侧副韧带
掌指关节（MCP）
掌腕背侧韧带
桡腕背侧韧带
腕骨间背侧韧带
外侧腕侧副韧带
内侧腕侧副韧带
桡骨
尺骨

躯干的骨与关节

躯干的骨和关节

· **躯干** 人体中部大致可分为脊柱和胸廓两部分。脊柱包括颈椎、胸椎、腰椎、骶骨和尾骨，负责支撑头部和躯干。胸廓由1块胸骨和12对胸椎与肋骨构成，可以保护肺和心脏等脏器。骶骨是骨盆的构成部分，而后者是支撑上半身的底座。

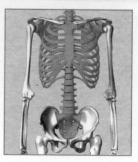

躯干正面图

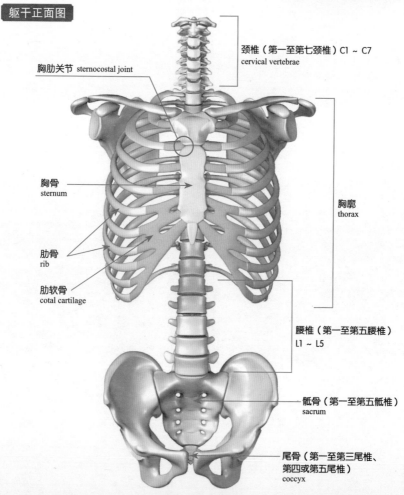

颈椎（第一至第七颈椎）C1 ~ C7
cervical vertebrae

胸肋关节 sternocostal joint

胸骨
sternum

肋骨
rib

肋软骨
cotal cartilage

胸廓
thorax

腰椎（第一至第五腰椎）
L1 ~ L5

骶骨（第一至第五骶椎）
sacrum

尾骨（第一至第三尾椎、
第四或第五尾椎）
coccyx

脊柱

包括7块颈椎、12块胸椎、5块腰椎、1块骶骨（5块骶椎）、1块尾骨（3～5块尾椎）

胸廓

包括1块胸骨、12块胸椎、12对肋骨

躯干后面图

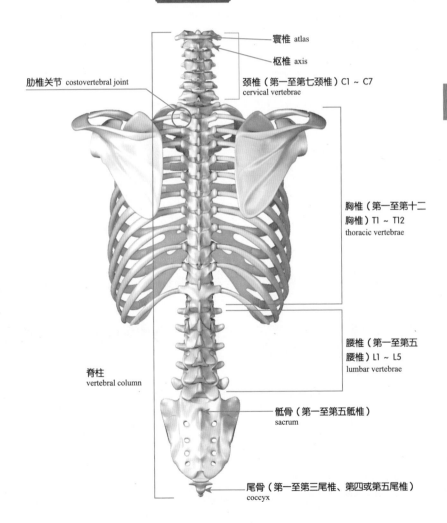

寰椎 atlas

枢椎 axis

颈椎（第一至第七颈椎）C1～C7
cervical vertebrae

肋椎关节 costovertebral joint

胸椎（第一至第十二胸椎）T1～T12
thoracic vertebrae

腰椎（第一至第五腰椎）L1～L5
lumbar vertebrae

脊柱
vertebral column

骶骨（第一至第五骶椎）
sacrum

尾骨（第一至第三尾椎、第四或第五尾椎）
coccyx

脊柱与椎骨

· **脊柱** 位于身体背侧中央部，有支撑人体的作用。除了7块颈椎、12块胸椎、5块腰椎的24块可动椎骨之外，还有骶骨、尾骨2块不能活动的骨。这些骨互相连结，形成长条的柱状，上方与颅相连，下方与髋骨相连。

· **椎骨** 构成脊柱的骨，共有32～34节，每块骨之间由椎间盘相连。颈椎、胸椎、腰椎的24块椎骨中，除了第一、第二颈椎之外，其他椎骨的结构都是相同的。

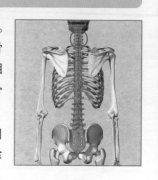

脊柱侧面图

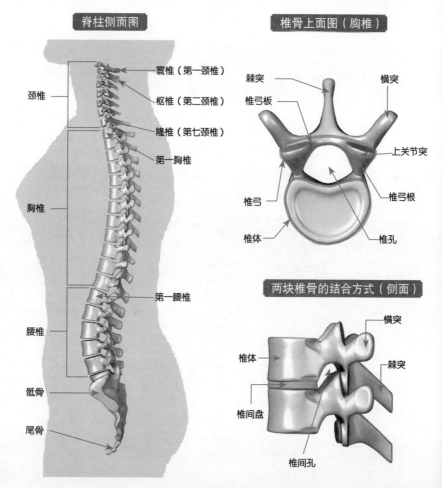

- 颈椎
- 寰椎（第一颈椎）
- 枢椎（第二颈椎）
- 隆椎（第七颈椎）
- 第一胸椎
- 胸椎
- 第一腰椎
- 腰椎
- 骶骨
- 尾骨

椎骨上面图（胸椎）

- 棘突
- 横突
- 椎弓板
- 上关节突
- 椎弓
- 椎弓根
- 椎体
- 椎孔

两块椎骨的结合方式（侧面）

- 横突
- 椎体
- 棘突
- 椎间盘
- 椎间孔

颈椎、寰椎和枢椎

· **颈椎** 位于脊柱最上部的7块骨，即"脖子的骨"。能够带动头部向两侧旋转或向前后屈伸，在脊柱中可动性最强。第一、第二颈椎的构造与其他椎骨也有所不同。

· **寰椎和枢椎** 脊柱最上方第一块骨是寰椎，第二块是枢椎。寰椎没有椎体和棘突，整体呈环状。枢椎椎体的前侧面上方有一块突起的地方，被称为齿突。

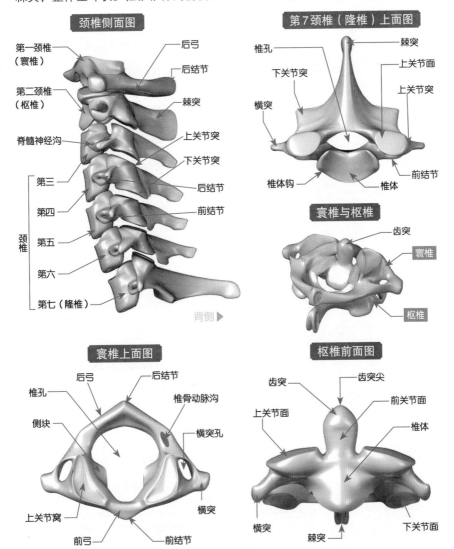

颈椎侧面图

第一颈椎（寰椎）
第二颈椎（枢椎）
脊髓神经沟
第三
第四
第五
第六
第七（隆椎）
颈椎

后弓
后结节
棘突
上关节突
下关节突
后结节
前结节

背侧 ▶

第7颈椎（隆椎）上面图

椎孔
下关节突
横突
椎体钩
棘突
上关节面
上关节突
前结节
椎体

寰椎与枢椎

齿突
寰椎
枢椎

寰椎上面图

后弓
后结节
椎孔
椎骨动脉沟
侧块
横突孔
上关节窝
横突
前弓
前结节

枢椎前面图

齿突
齿突尖
上关节面
前关节面
椎体
横突
棘突
下关节面

胸椎、腰椎

· **胸椎** 位于颈椎下方的12块椎骨，与肋骨、胸骨一起构成胸廓。侧面与肋骨相接的位置被称为"肋骨窝"。

· **腰椎** 位于胸椎下方腰部附近的5块椎骨，体积是椎骨中最大的。其中越靠下的腰椎椎体越大，第三、第四腰椎的上下高度最高。

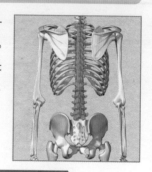

胸椎侧面图

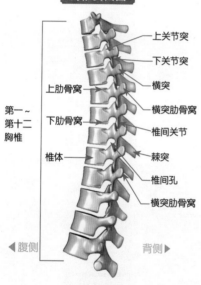

第一～第十二胸椎

上关节突
下关节突
横突
横突肋骨窝
椎间关节
棘突
椎间孔
横突肋骨窝

上肋骨窝
下肋骨窝
椎体

◀腹侧　　背侧▶

腰椎侧面图

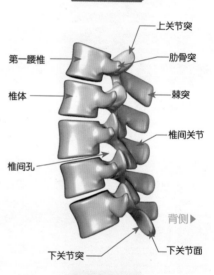

第一腰椎
椎体
椎间孔

上关节突
肋骨突
棘突
椎间关节

背侧▶

下关节突
下关节面

●腰椎间盘突出

腰椎是脊椎中承受压力最大的部位，也是引发腰部疼痛的部位。腰椎之间的椎间盘髓核脱出错位并压迫神经的现象就被称为椎间盘突出。

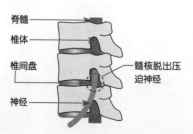

脊髓
椎体
椎间盘
神经

髓核脱出压迫神经

腰椎上面图

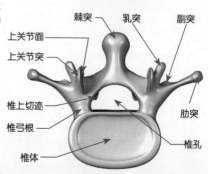

棘突
乳突
副突
上关节面
上关节突
椎上切迹
椎弓根
肋突
椎孔
椎体

骶骨、尾骨

· 骶骨　位于腰椎下方，是脊柱中最靠下的呈倒三角状的骨。新生儿的骶骨由5块未闭合的骶椎构成，随着年龄增长，骶椎会慢慢闭合成为一整块骨。

· 尾骨　位于骶骨下方，也被称为尾骶骨，本身由3至5块尾椎闭合而成。成人的尾骨和骶骨之间也会闭合。与髋骨一同构成骨盆。

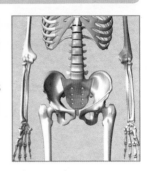

骶骨和尾骨前面图

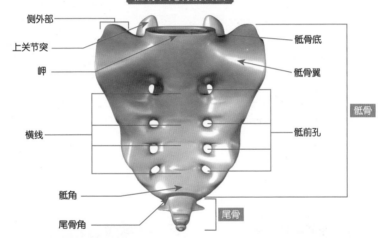

侧外部

上关节突

岬

横线

骶角

尾骨角

骶骨底

骶骨翼

骶前孔

骶骨

尾骨

骶骨和尾骨后面图

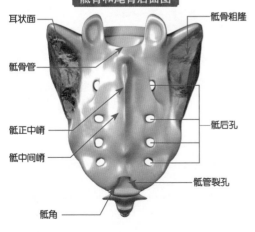

耳状面

骶骨管

骶正中嵴

骶中间嵴

骶角

骶骨粗隆

骶后孔

骶管裂孔

骶骨和尾骨侧面图

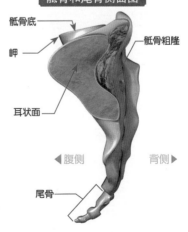

骶骨底

岬

耳状面

骶骨粗隆

尾骨

◀腹侧　　背侧▶

胸廓、胸骨

· **胸廓** 位于躯干上半部分，能够保护心脏和肺等内脏。由12块胸椎及其分别相连的12对（24根）肋骨、位于胸部中央位置的1块胸骨构成。

· **胸骨** 位于胸廓中央位置，呈纵长形，属于扁骨。通过肋软骨与肋骨相连，可以分为胸骨柄、胸骨体、剑突3部分。

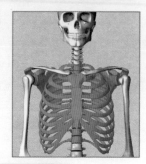

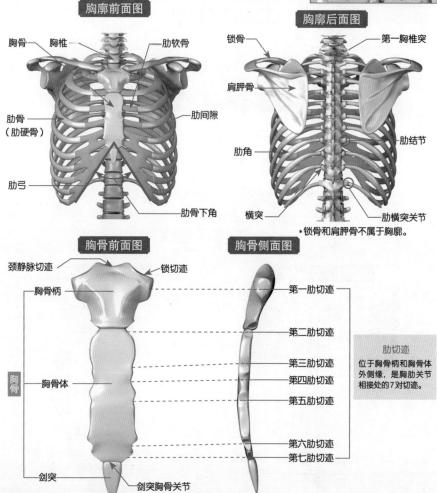

胸廓前面图

胸骨　胸椎　　　　　　　肋软骨

肋骨（肋硬骨）　　　　　肋间隙

肋弓

肋骨下角

胸廓后面图

锁骨　　　　　　　　　　第一胸椎突

肩胛骨

　　　　　　　　　　　　肋结节

肋角

横突　　　　　　　　　　肋横突关节

*锁骨和肩胛骨不属于胸廓。

胸骨前面图

颈静脉切迹　　　　　锁切迹

胸骨柄

胸骨体

胸
骨

剑突　　　　剑突胸骨关节

胸骨侧面图

第一肋切迹

第二肋切迹

第三肋切迹
第四肋切迹
第五肋切迹

第六肋切迹
第七肋切迹

肋切迹

位于胸骨柄和胸骨体外侧缘，是胸肋关节相接处的7对切迹。

肋骨

·肋骨　左右各12根，共24根，背侧与胸椎相连，前侧通过肋软骨与胸骨相接，与胸椎、胸骨一同构成胸廓。第一至第七肋骨被称为真肋，第八至第十二肋骨被称为假肋，第十一至第十二肋骨又被称为浮肋，游离于腹壁中。

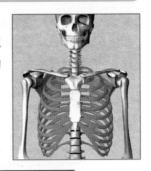

胸廓前面图

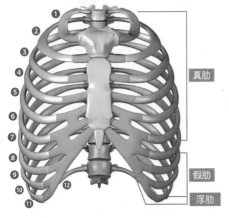

真肋

假肋

浮肋

肋骨后侧面图

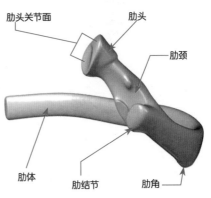

肋头关节面　　肋头

肋颈

肋体

肋结节　　肋角

肋骨前面图

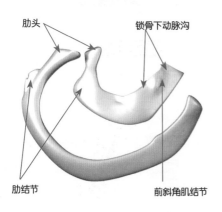

肋头　　锁骨下动脉沟

肋结节　　前斜角肌结节

肋骨内侧面图（右）

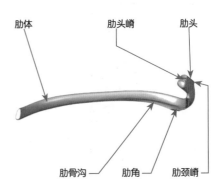

肋体　　肋头嵴　　肋头

肋骨沟　　肋角　　肋颈嵴

087

脊柱的生理弯曲

　　脊柱约由30块骨构成，拥有4处生理弯曲。这些弯曲对支撑头部也有一定的作用。其中骶角与水平线之间的夹角保持在30°左右最为理想。如果人体长时间保持不健康的姿势，脊柱的生理弯曲也会受到影响而出现扭曲，造成平背（背部弯曲弧度不够）、驼背（胸曲弯曲弧度过大）、颈曲变直（颈曲弯曲弧度不够）等现象，使肌肉、韧带、骨和椎间盘等组织容易受伤。

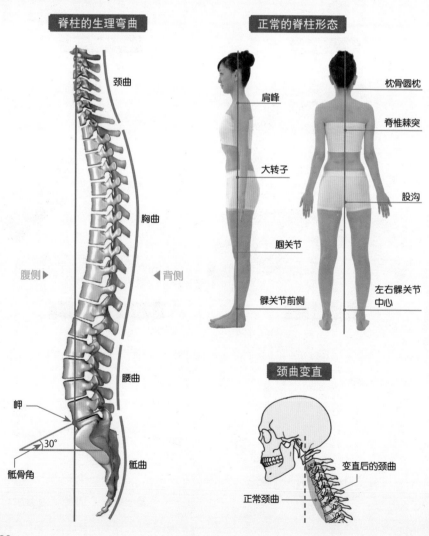

脊柱的生理弯曲

正常的脊柱形态

颈曲

胸曲

腹侧▶　◀背侧

腰曲

岬

30°

骶骨角

骶曲

肩峰

大转子

腘关节

髁关节前侧

枕骨圆枕

脊椎棘突

股沟

左右髁关节中心

颈曲变直

变直后的颈曲

正常颈曲

肋椎关节、胸肋关节

· **肋椎关节** 由12对肋骨和胸椎构成的关节，包括肋头关节和肋横突关节两部分。*肋头关节是由胸椎体和肋头、肋骨窝构成的关节，外部有松弛的关节囊包裹。*肋横突关节是由肋结节和胸椎横突前部构成的关节，但是第十一、第十二肋骨无肋骨腔，而是由韧带连结。

· **胸肋关节** 即第一至第七肋骨前侧通过肋软骨与胸骨的肋切迹连结所构成的关节。其中第1肋骨通过软骨直接与胸骨相连，因此也被称为胸肋软骨结合。

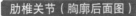
肋椎关节（胸廓后面图）

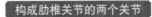
构成肋椎关节的两个关节

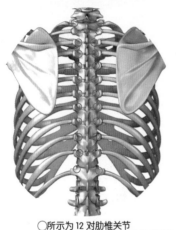
○所示为12对肋椎关节

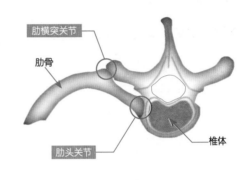

胸肋关节（胸廓前面图）

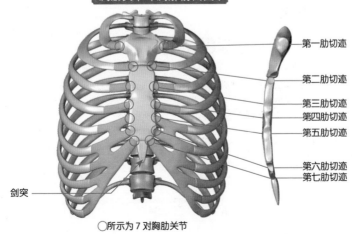

第一肋切迹
第二肋切迹
第三肋切迹
第四肋切迹
第五肋切迹
第六肋切迹
第七肋切迹

剑突

○所示为7对胸肋关节

脊柱、上位颈椎的韧带

· **脊柱韧带**　韧带是连结骨与骨的纤维束，脊柱处也有若干条韧带。每块椎骨的椎体后部、椎弓根、椎弓可以围成一个空间（椎孔），多块椎骨的椎孔相互连接就形成了椎管，是安放脊髓的地方。脑部发出的运动指令是通过脊髓传到人体各处的，所以脊髓的作用是非常重要的。

· **上位颈椎的韧带**　寰枕关节和寰枢关节都是上位颈椎的构成部分。寰枢关节属于平面关节，受到翼状韧带和寰椎十字韧带的保护。

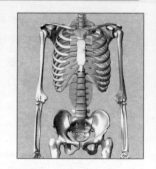

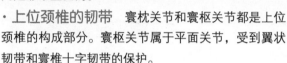

脊柱的正中矢状面图（胸椎至腰椎）

后纵韧带
棘上韧带
前纵韧带
黄色韧带
横突
棘突
棘间韧带

脊柱的正中矢状面图（下部）

前纵韧带
脊髓
棘间韧带
椎间盘
黄色韧带
后纵韧带
棘突
骶骨
尾骨

上位颈椎后侧截面图

寰枕外侧韧带
寰椎横韧带
下纵束
寰椎十字韧带
翼状韧带
寰枢外侧关节
椎间盘
后纵韧带
椎体

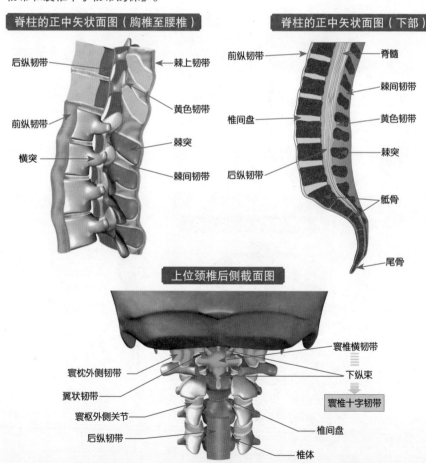

下肢的骨和关节

下肢的骨和关节

　　下肢骨可以分为与躯干相连的下肢带骨和下肢带骨下方的自由下肢骨两部分。下肢带骨即髋骨（与骶骨和尾骨构成骨盆），自由下肢骨则是从股骨至趾骨之间的骨，身体左右两侧各有7种，30块。下肢的关节有股关节、膝关节和足关节等。

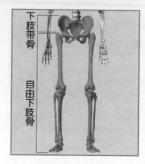

下肢带骨

自由下肢骨

下肢骨正面图

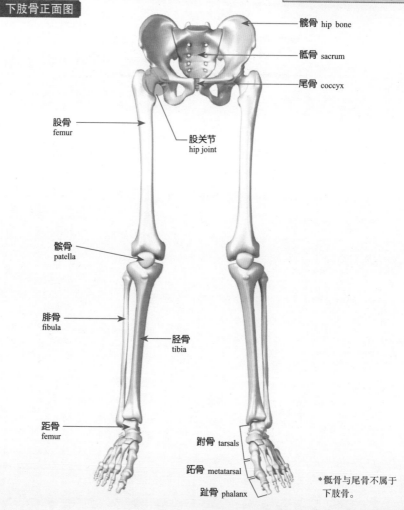

髋骨 hip bone

骶骨 sacrum

尾骨 coccyx

股骨
femur

股关节
hip joint

髌骨
patella

腓骨
fibula

胫骨
tibia

距骨
femur

跗骨 tarsals

距骨 metatarsal

趾骨 phalanx

*骶骨与尾骨不属于
　下肢骨。

下肢带骨

髋骨（髂骨、坐骨、耻骨）1块

自由下肢骨

股骨1块、膝盖骨1块、胫骨1块、腓骨1块、跗骨7块、跖骨5块、趾骨14块

*以上数字为单侧计数，自由下肢骨两侧共有60块。

下肢骨后面图

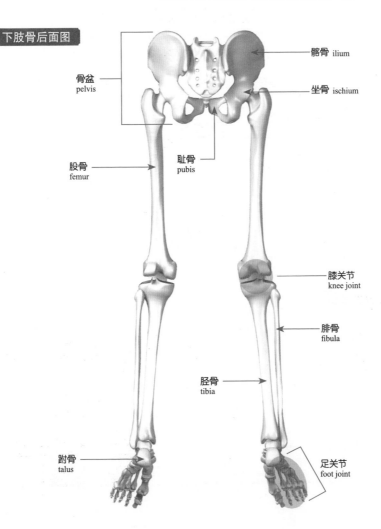

髂骨 ilium

坐骨 ischium

骨盆
pelvis

耻骨
pubis

股骨
femur

膝关节
knee joint

腓骨
fibula

胫骨
tibia

跗骨
talus

足关节
foot joint

骨盆

·**骨盆的结构** 骨盆由左右两侧的髋骨、后侧中央的骶骨以及骶骨下方的尾骨构成，负责保护下腹腔的脏器与器官并支撑下肢。骶骨岬和耻骨联合以上的部分被称为大骨盆，下侧被称为小骨盆，骶骨岬和耻骨联合所在的水平面就是大小骨盆的分界面。

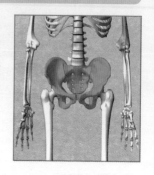

骨盆上前面图①

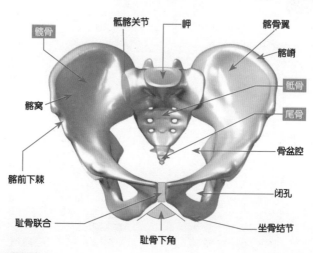

髋骨　骶髂关节　岬　髂骨翼　髂嵴　骶骨　尾骨　骨盆腔　闭孔　坐骨结节　耻骨下角　耻骨联合　髂前下棘　髂窝

骨盆上前面图②

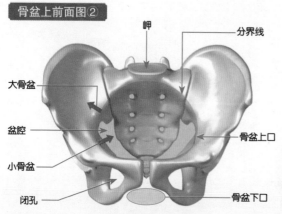

岬　分界线　大骨盆　盆腔　小骨盆　闭孔　骨盆上口　骨盆下口

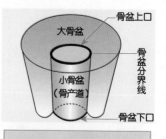

大骨盆　骨盆上口　骨盆分界线　小骨盆（骨产道）　骨盆下口

大骨盆	分界面以上的部分
小骨盆	分界面以下的部分
骨盆上口	小骨盆上部
骨盆下口	小骨盆下部

骨盆径线

骨盆的测量对孕妇分娩具有重要意义。

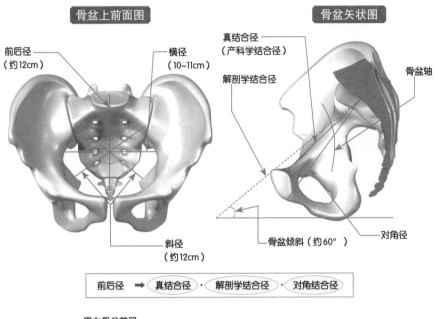

骨盆上前面图

前后径
（约12cm）

横径
（10~11cm）

斜径
（约12cm）

骨盆矢状图

真结合径
（产科学结合径）

解剖学结合径

骨盆轴

骨盆倾斜（约60°）

对角径

前后径 ➡ 真结合径 · 解剖学结合径 · 对角结合径

男女骨盆差异

	骨盆整体	耻骨下角	小骨盆入口
女	低且宽（横向型）	钝角	圆形
男	高且窄（纵向型）	锐角	心形

男性骨盆后面图

骶骨

髂骨

心形

耻骨下角（约70°）

女性盆骨后面图

圆形

耻骨下角（90°~100°）

髋骨（髂骨、坐骨、耻骨）

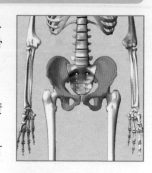

· **髋骨**　位于臀部，连结躯干和自由下肢，与骶骨、尾骨一同构成骨盆。髋骨可以分为髂骨、坐骨、耻骨3部分。成人的髂骨、坐骨和耻骨闭合成为一个整体。

· **髂骨**　位于髋骨上部的扁骨，是骨髓最多的骨。

· **坐骨**　位于髋骨后下部。当我们坐下时，坐骨负责支撑人体上半身的重量。

· **耻骨**　位于髋骨前下部，与坐骨一同构成闭孔，可以供血管和神经通过。

髋骨外侧图（右）

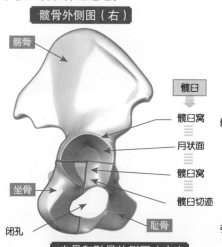

髂骨

髋臼
髋臼窝
月状面
髋臼窝
髋臼切迹

坐骨
闭孔
耻骨

髂骨内侧图（右）

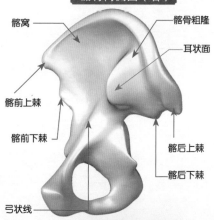

髂窝
髂骨粗隆
耳状面
髂前上棘
髂前下棘
髂后上棘
髂后下棘
弓状线

坐骨和耻骨外侧图（右）

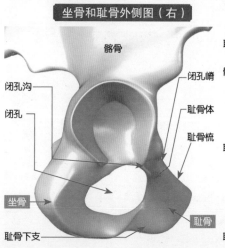

髂骨
闭孔沟
闭孔
闭孔嵴
耻骨体
耻骨梳
坐骨
耻骨
耻骨下支

耻骨内侧图（右）

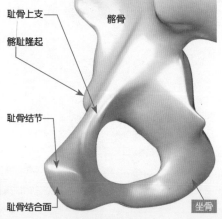

耻骨上支
髂骨
髂耻隆起
耻骨结节
耻骨结合面
坐骨

股骨、胫骨、腓骨

· **股骨** 位于大腿处，约占身高的四分之一，属于管状骨。

· **胫骨** 可以从小腿前侧摸到，是人体中第二长的骨。

· **腓骨** 横截面呈三角形，不可动，弹性较大。

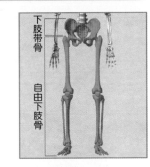

下肢带骨

自由下肢骨

股骨前面图（右）

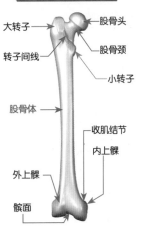

- 大转子
- 股骨头
- 转子间线
- 股骨颈
- 小转子
- 股骨体
- 收肌结节
- 内上髁
- 外上髁
- 髌面

股骨后面图（右）

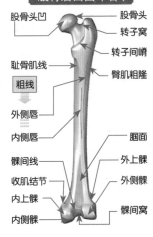

- 股骨头凹
- 股骨头
- 转子窝
- 转子间嵴
- 耻骨肌线
- 臀肌粗隆
- 粗线
- 外侧唇
- 内侧唇
- 腘面
- 髁间线
- 外上髁
- 收肌结节
- 外侧髁
- 内上髁
- 内侧髁
- 髁间窝

胫骨前面图

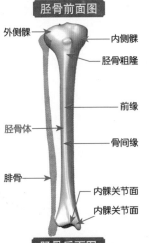

- 外侧髁
- 内侧髁
- 胫骨粗隆
- 前缘
- 胫骨体
- 骨间缘
- 腓骨
- 内踝关节面
- 内踝关节面

腓骨

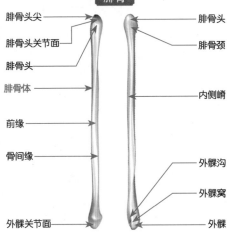

- 腓骨头尖
- 腓骨头关节面
- 腓骨头
- 腓骨体
- 前缘
- 骨间缘
- 外踝关节面
- 腓骨头
- 腓骨颈
- 内侧嵴
- 外踝沟
- 外踝窝
- 外踝

胫骨后面图

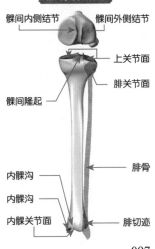

- 髁间内侧结节
- 髁间外侧结节
- 上关节面
- 腓关节面
- 髁间隆起
- 内踝沟
- 腓骨
- 内踝沟
- 内踝关节面
- 腓切迹

髌骨、足骨

· 髌骨 也被称为膝盖骨，位于股四头肌腱中，是人体中最大的籽骨。髌骨可以缓解股四头肌腱与股骨之间的摩擦，对膝部起保护作用。

· 足骨 可以分为跗骨、距骨、趾骨3部分。胫骨和腓骨下方为7块跗骨，接着是5块距骨，最末端为构成脚趾的14块趾骨。

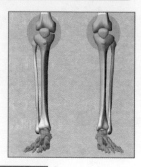

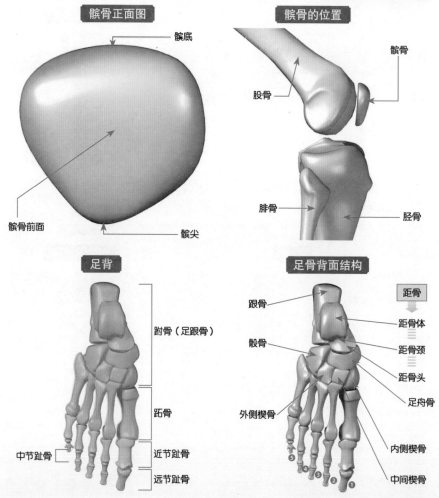

髌骨正面图

髌底

髌骨前面

髌尖

髌骨的位置

股骨

髌骨

腓骨

胫骨

足背

跗骨（足跟骨）

距骨

中节趾骨

近节趾骨

远节趾骨

足骨背面结构

跟骨

骰骨

外侧楔骨

距骨

距骨体

距骨颈

距骨头

足舟骨

内侧楔骨

中间楔骨

⑤ ④ ③ ② ①

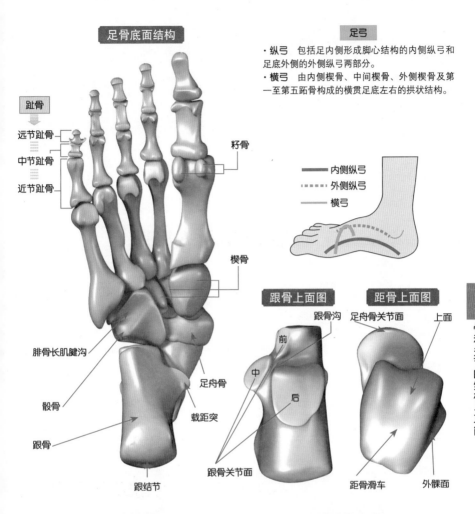

足骨底面结构

趾骨

远节趾骨
中节趾骨
近节趾骨

籽骨

楔骨

腓骨长肌腱沟

骰骨

跟骨

足舟骨

载距突

跟结节

足弓

・纵弓　包括足内侧形成脚心结构的内侧纵弓和足底外侧的外侧纵弓两部分。
・横弓　由内侧楔骨、中间楔骨、外侧楔骨及第一至第五距骨构成的横贯足底左右的拱状结构。

―― 内侧纵弓
‥‥ 外侧纵弓
―― 横弓

跟骨上面图

跟骨沟

前
中
后

跟骨关节面

距骨上面图

足舟骨关节面

上面

距骨滑车

外髁面

第三章　骨和关节的结构与功能

足骨外侧面图

距骨颈　距骨头　足舟骨

跟骨

第五远节趾骨

第五中节趾骨

骰骨

第五近节趾骨

第五距骨

跟骰关节

足骨内侧面图

内侧楔骨　足舟骨　距骨头

第一近节趾骨

第一距骨
头　体　底

距骨体

跟骨

第一远节趾骨

载距突

跟结节

膝关节、膝关节韧带

· **膝关节** 由股骨、胫骨和髌骨构成。由股骨和胫骨构成的胫股关节的关节面被软骨覆盖，既能分散压力又能增强稳定性。髌股关节则由股骨髁间窝与髌关节面构成。

· **膝关节韧带** 膝关节较为平坦且不稳定，所以需要多条韧带进行加固，其中胫侧副韧带的作用尤为重要。

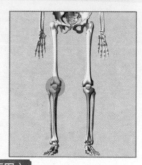

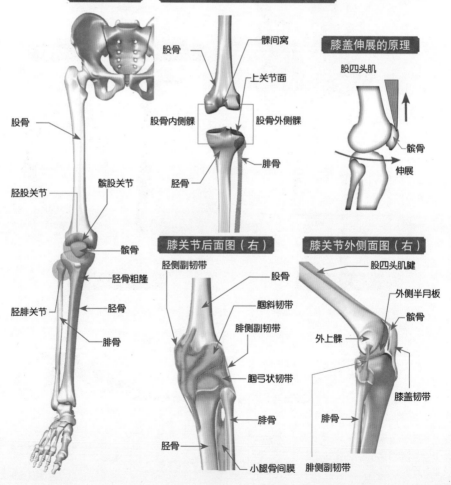

膝关节结构

- 股骨
- 胫股关节
- 髌股关节
- 髌骨
- 胫骨粗隆
- 胫腓关节
- 胫骨
- 腓骨

与膝关节相关的部位（后面图）

- 股骨
- 髁间窝
- 上关节面
- 股骨内侧髁
- 股骨外侧髁
- 胫骨
- 腓骨

膝盖伸展的原理

- 股四头肌
- 髌骨
- 伸展

膝关节后面图（右）

- 胫侧副韧带
- 股骨
- 腘斜韧带
- 腓侧副韧带
- 腘弓状韧带
- 腓骨
- 胫骨
- 小腿骨间膜

膝关节外侧面图（右）

- 股四头肌腱
- 外侧半月板
- 髌骨
- 外上髁
- 膝盖韧带
- 腓骨
- 腓侧副韧带

100

髋关节、骶髂关节、骨盆、股关节韧带

· **髋关节** 由骨盆处的髋臼与股骨头构成，是连结骨盆和下肢的球窝关节（杵臼关节）。

· **骶髂关节** 位于骶骨和髂骨各耳状面的接点处。关节面被纤维软骨所覆盖，内部为充满关节液的关节腔。由于被坚固的韧带所包裹，所以可动性较小。

· **骨盆和股关节韧带** 股关节是人体最大的关节，其韧带是人体最强韧的韧带，关节囊也被强健的韧带所保护。股关节对保持身体的稳定性具有重要作用。

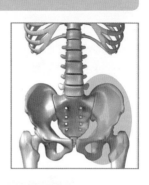

髋关节和骶髂关节

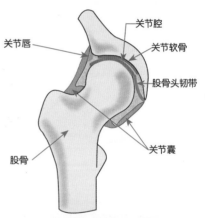

骶骨
骶髂关节
髂骨
髋关节
（背侧）
髋臼缘
股骨头

股关节矢状面图

关节腔
关节软骨
关节唇
股骨头韧带
关节囊
股骨

骨盆后面图

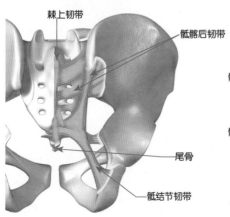

棘上韧带
骶髂后韧带
尾骨
骶结节韧带

股关节外侧面图（右）

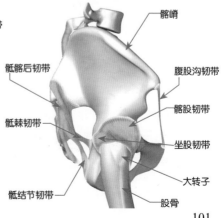

髂嵴
腹股沟韧带
骶髂后韧带
髂股韧带
坐股韧带
骶棘韧带
大转子
骶结节韧带
股骨

足关节与韧带

·足关节 足部有7块跗骨、5块跖骨、14块趾骨，关节数量也很多，但是大致可以分为上跳跃关节（距小腿关节）和下跳跃关节。下跳跃关节又可以分为后部的距下关节与前部的距跟舟关节，两关节可以同时工作。

·足部韧带 大致可以分为外侧、背侧和足底3种。其中内侧有一条覆盖4块跗骨的三角形韧带，即三角肌韧带。

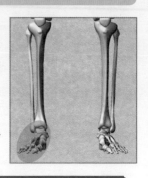

足骨内侧面图（右）

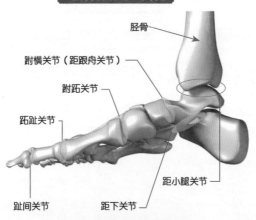

胫骨

跗横关节（距跟舟关节）

跗跖关节

距趾关节

趾间关节

距下关节

距小腿关节

距小腿关节的骨骼构成

距小腿关节是一个屈戌关节，距胫骨关节下关节面的内髁、腓骨外髁共同构成关节窝，距骨上侧的滑车部构成关节头，结构类似于榫头和榫窝。

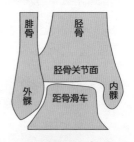

腓骨

胫骨

胫骨关节面

外髁

距骨滑车

内髁

足部韧带内侧面图（右）

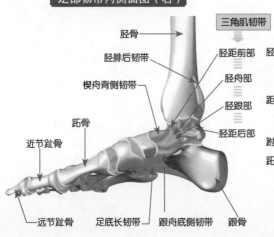

胫骨

胫腓后韧带

楔舟背侧韧带

距骨

近节趾骨

远节趾骨

足底长韧带

跟舟底侧韧带

跟骨

三角肌韧带

胫距前部

胫舟部

胫跟部

胫距后部

足部韧带前面图

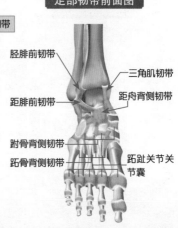

胫腓前韧带

三角肌韧带

距腓前韧带

距舟背侧韧带

跗骨背侧韧带

距骨背侧韧带

距趾关节关节囊

第四章

肌肉的结构和功能

人体的肌肉

　　人体中共有大小600余块肌肉，主要分为控制身体运动的骨骼肌、构成内脏的平滑肌和构成心脏的心肌3大类。人们常说的肌肉一般指由肌细胞组成的通过收缩和舒张来控制身体运动的骨骼肌。

全身的骨骼肌（前面图）

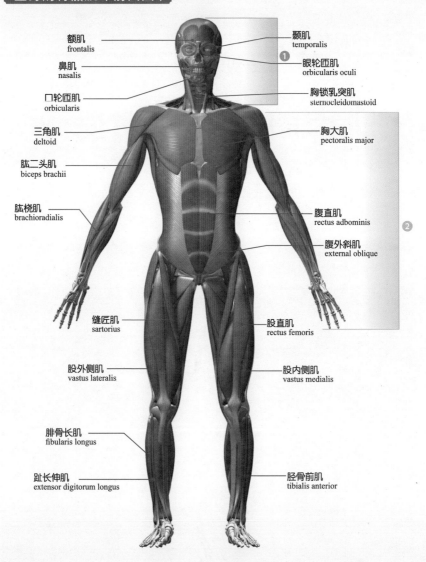

额肌
frontalis

鼻肌
nasalis

口轮匝肌
orbicularis

三角肌
deltoid

肱二头肌
biceps brachii

肱桡肌
brachioradialis

缝匠肌
sartorius

股外侧肌
vastus lateralis

腓骨长肌
fibularis longus

趾长伸肌
extensor digitorum longus

颞肌
temporalis

①

眼轮匝肌
orbicularis oculi

胸锁乳突肌
sternocleidomastoid

胸大肌
pectoralis major

腹直肌
rectus adbominis

②

腹外斜肌
external oblique

股直肌
rectus femoris

股内侧肌
vastus medialis

胫骨前肌
tibialis anterior

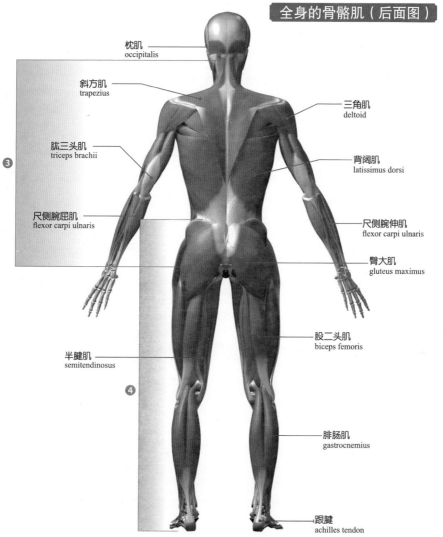

① 控制头部、颈部运动的肌肉

② 控制上肢运动的肌肉

③ 控制躯干运动的肌肉

④ 控制下肢运动的肌肉

全身的骨骼肌（后面图）

枕肌
occipitalis

斜方肌
trapezius

三角肌
deltoid

肱三头肌
triceps brachii

背阔肌
latissimus dorsi

尺侧腕屈肌
flexor carpi ulnaris

尺侧腕伸肌
flexor carpi ulnaris

臀大肌
gluteus maximus

股二头肌
biceps femoris

半腱肌
semitendinosus

腓肠肌
gastrocnemius

跟腱
achilles tendon

③

④

105

肌肉的作用和分类

肌肉的分类	横纹肌	骨骼肌（两端与骨骼相连）	随意肌
		心肌（构成心壁）	不随意肌
	平滑肌	内脏肌（构成内脏壁）	

不同形状的肌肉种类

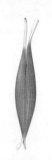

① 梭形肌：肱二头肌

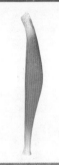

② 羽肌：股直肌

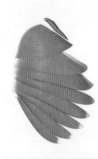

③ 锯肌：前锯肌

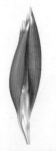

④ 多头肌：肱三头肌

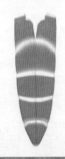

⑤ 多腹肌：腹直肌

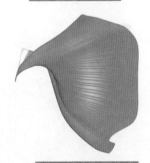

⑥ 扇形肌：胸大肌

骨骼肌的起点和终点

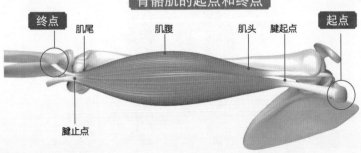

终点　肌尾　肌腹　肌头　腱起点　起点

腱止点

⬤ 肌肉的作用

◆**维持体温恒定**　肌肉运动时，脂肪和糖分的燃烧产生热量，维持体温恒定。一般来说，身体发热的约40%均来源于肌肉。

◆**保持姿势固定**　肌肉的收缩可以稳定关节，从而保持姿势的固定。

◆**保护内脏、骨骼**　保护内脏的腹部没有骨骼，是通过"腹横肌"等肌肉的共同作用将各部分内脏固定于相应位置，保护内脏正常工作。

◆**辅助体液循环**　肌肉的不断收缩、舒张可以起到泵的作用，有助于血液、淋巴等体液的循环。尤其是将血液、淋巴等体液运回上半身的过程中，从心脏到远端下肢的体液循环起到了重要的作用。

▋不同形状的肌肉类别

骨骼肌分为位于关节弯曲一侧的屈肌，和位于另一侧的收缩运动引起关节处骨骼伸展的伸肌。此外，根据形状不同，肌肉还可分为以下几类：

❶**梭形肌**　中间部分凸起，肌腱两端缩窄且与骨骼相连的梭形肌肉，也被称为平行肌，是肌肉最基本的形状。

❷**羽肌**　是肌束斜行排列的骨骼肌，因形状酷似羽毛而得名。仅有一侧羽状肌束的骨骼肌被称为半羽肌。

❸**锯肌**　肌肉呈现锯齿一样的纹路。

❹**多头肌**　肌肉出现分支，存在多个肌头。包括肱二头肌和肱三头肌等。

❺**多腹肌**　肌肉中央部分（肌腹）分为3处以上的肌肉。

❻**扇形肌**　肌纤维从多个附着点出发，最终集中于一点的肌肉。

▋骨骼肌的起点和终点

固定于骨骼上、运动较少的一端被称为起点（肌头），远离身体中心、运动较多的一端被称为终点（肌尾）。中部柔软的红色部分被称为肌腹，与骨骼连结的白色部分被称为腱（腱膜）。

骨骼肌的结构和辅助结构

　　骨骼肌由肌细胞构成，肌细胞包括细长状的肌纤维和位于肌细胞缝隙中、将肌细胞捆成一束的结缔组织。人体一侧约有200条骨骼肌，但因为其大多为左右对称的，所以全部的骨骼肌加起来共有约400条，约占人体体重的40%，与平滑肌组加在一起后约有600条。

骨骼肌的结构

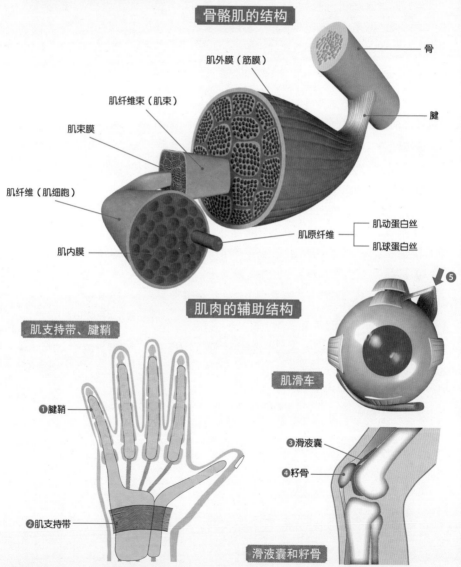

肌外膜（筋膜）

肌纤维束（肌束）

肌束膜

肌纤维（肌细胞）

肌内膜

骨

腱

肌原纤维 —— 肌动蛋白丝 / 肌球蛋白丝

肌肉的辅助结构

肌支持带、腱鞘

❶腱鞘

❷肌支持带

肌滑车

❺

❸滑液囊

❹籽骨

滑液囊和籽骨

■ 骨骼肌的结构

骨骼肌占人体体重的40%~50%，由名为肌纤维的细长形肌细胞组合而成。肌细胞（肌纤维）由收缩性蛋白质的集合——肌动蛋白丝和肌球蛋白丝所组成的肌原纤维构成，因其形状细长而被称为纤维。

一条肌纤维直径为10 ~ 100μm，由成百上千条肌原纤维构成，而肌纤维束（肌束）由数十条肌纤维组成。肌束外侧被一层较厚的肌束膜覆盖，结缔组织肌内膜填充着肌束内部的间隙。数条甚至数十条的肌束构成了骨骼肌，结实的肌外膜（筋膜）包裹在骨骼肌外侧。虽然肌纤维很细，但多条肌纤维集合在一起就形成了强韧的肌束，从而构成了优美的肌肉线条。

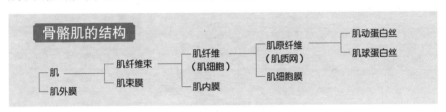

■ 肌肉的辅助结构

● **浅筋膜** 通过皮下组织（皮下脂肪）保护身体。

● **深筋膜** 位于浅筋膜深面的致密结缔组织。

● **腱** 将肌肉的张力传递到骨骼某一区域的致密结缔组织。

● **腱膜** 位于肌腱较宽一侧的膜状物，是包裹着肌肉表面或整个肌群的结缔组织皮膜。

❶ **腱鞘** 覆盖着手指、四肢等较长的肌腱，减少肌腱运动时产生的摩擦，使运动更流畅。

● **肌外膜** 是一层纤维性结缔组织，起到保护肌肉、控制肌肉收缩的作用，使运动更加流畅，避免相邻肌肉之间的相互摩擦。

❷ **肌支持带** 位于手腕、脚腕处的强韧结缔组织，在肌肉收缩时抑制肌肉上浮。

❸ **滑液囊** 滑液囊中的滑液可以减少肌肉、肌腱处的摩擦，起到润滑的作用。部分滑液囊与关节囊相连。

❹ **籽骨** 位于在运动时与骨骼强烈接触的肌腱处，体积很小。髌骨上有韧带，也是最大的籽骨。

❺ **肌滑车** 挂在肌腱上，起到改变肌腱运动方向的作用，是由强韧的结缔组织构成的环。

肌肉收缩和舒张的原理

· **收缩和舒张**　运动是通过肌肉的收缩和舒张实现的。肌肉的收缩是指产生肌张力的状态，舒张是指肌张力消失的正常状态。

肌肉收缩和舒张的原理

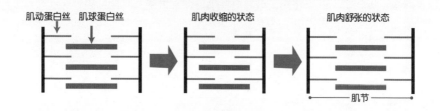

肌动蛋白丝　肌球蛋白丝　　　　肌肉收缩的状态　　　　肌肉舒张的状态

肌节

肌丝滑行学说

① 首先，由大脑发出的运动指令传递至相应的肌肉，肌细胞内部的肌质网释放出钙离子。

② 组成肌细胞的肌原纤维由较细的肌动蛋白丝和较粗的肌球蛋白丝两种收缩性蛋白质交替排列而成，肌质网释放的钙离子与这两种收缩性蛋白质结合以后，肌动蛋白丝与肌球蛋白丝相接触，分解 ATP（腺嘌呤核苷三磷酸），释放能量。

③ 在能量的作用下，较细的肌动蛋白丝滑入较粗的肌球蛋白丝之间，两种蛋白丝不断重叠，肌节开始变粗、变短，这一过程被称为"肌丝滑行学说"。而当神经不再传递刺激时，钙离子会被肌质网吸收，肌肉恢复松弛状态。

肌纤维的种类

慢肌 （红肌、SO 型纤维）	收缩较慢，适合需要耐久力的运动。肌红蛋白、线粒体中含氧较多，呈红色。
快肌 （白肌、FG 型纤维）	收缩较快，肌肉较粗，适合需要爆发力的运动。
中间型肌 （FOG 型纤维）	性质介于慢肌和快肌之间，呈粉红色。

头部、颈部的肌肉

头部、颈部的肌肉

· **头部的肌肉** 最具代表性的肌肉包括控制下颌运动的咀嚼肌和控制面部皮肤运动的面部表情肌。

· **颈部的肌肉** 包括控制颈部前屈的胸锁乳突肌、控制颈部运动的斜角肌等。

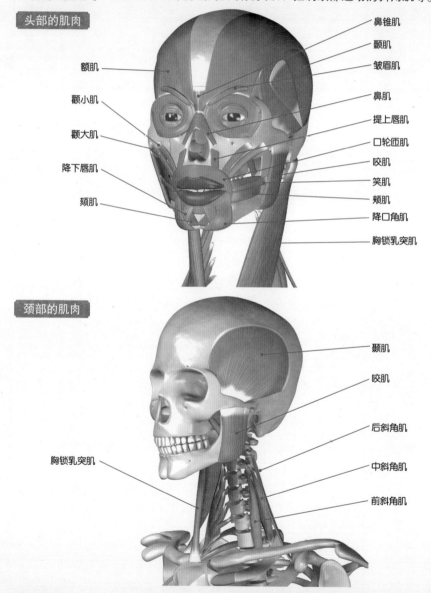

头部的肌肉

- 鼻锥肌
- 颞肌
- 皱眉肌
- 鼻肌
- 提上唇肌
- 口轮匝肌
- 咬肌
- 笑肌
- 颊肌
- 降口角肌
- 胸锁乳突肌

- 额肌
- 颧小肌
- 颧大肌
- 降下唇肌
- 颏肌

颈部的肌肉

- 颞肌
- 咬肌
- 后斜角肌
- 中斜角肌
- 前斜角肌

- 胸锁乳突肌

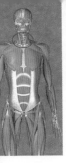

胸锁乳突肌、前斜角肌

· **胸锁乳突肌** 斜行于颞部，肌肉下方分布有许多淋巴。
· **前斜角肌** 位于颈椎前方，臂神经丛及动脉、静脉通过前、中斜角肌与第一肋之间的空隙，即斜角肌的间隙。

胸锁乳突肌

副神经、颈神经丛

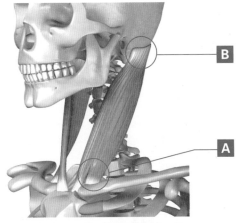

A·**起点** 胸骨柄上缘、锁骨内侧三分之一处
B·**止点** 颞骨的乳突
ADL 控制卧姿状态的头部向上抬起等

前斜角肌

颈神经丛

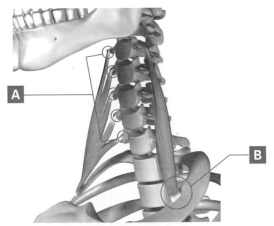

A·**起点** C3~C7颈椎的横突前结节
B·**止点** 第一肋骨的斜角肌结节
ADL 辅助剧烈运动时的吸气等

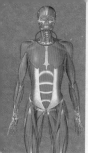

中斜角肌、后斜角肌、咬肌

· **中斜角肌** 位于颈椎前方，上提第一肋骨、辅助吸气。

· **后斜角肌** 上提第二肋骨、辅助呼吸运动，约30%的人并没有后斜角肌。

· **咬肌** 是咀嚼肌中最外层的肌肉，控制下颌闭合。

中斜角肌
颈神经丛

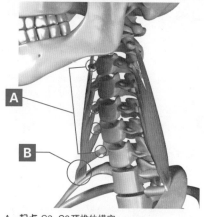

后斜角肌
颈神经丛

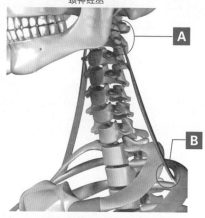

A·**起点** C2~C6颈椎的横突
B·**止点** 第一肋骨的锁骨下动脉沟后侧
ADL　在大口吸气时扩大胸腔，辅助吸气

A·**起点** C4~C6颈椎的横突后结节
B·**止点** 第二肋骨的上表面
ADL　在大口吸气时扩大胸腔，辅助吸气，在腹式呼吸时也可以起到辅助作用

咬肌
三叉神经第三支（下颌神经）

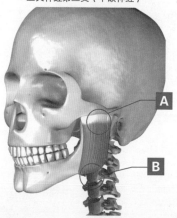

A·**起点** 起自颧弓的下缘和内面
B·**止点** 下颌骨的外表面的咬肌粗隆
ADL　控制说话、咀嚼食物、吞咽食物等动作

咀嚼肌

咬肌	颞肌
翼内肌	翼外肌

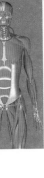

颞肌、翼外肌、翼内肌

- **颞肌** 是四大咀嚼肌之一，控制下颌闭合（牙齿咬合）。
- **翼外肌** 主要控制张口，同时有助于磨碎食物。
- **翼内肌** 主要控制闭口，并起到咀嚼食物的作用。

颞肌

三叉神经第三支（下颌神经）

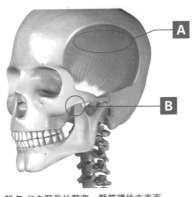

A·起点 起自颞骨的颞窝，颞筋膜的内表面
B·止点 下颌骨的冠突
ADL 控制下颌闭合、吞咽食物

翼外肌

三叉神经第三支（下颌神经）

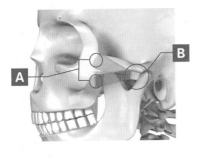

A·起点 上头起自蝶骨大翼，下头起自蝶骨的翼突外
　　　 侧板
B·止点 下颌颈
ADL 控制上下颌左右运动、咀嚼食物

翼内肌

三叉神经第三支（下颌神经）

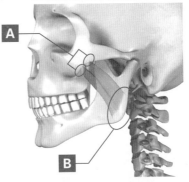

A·起点 蝶骨的翼突、上颌骨结节
B·止点 下颌骨内侧面的翼肌粗隆
ADL 控制下颌骨向前运动、咀嚼食物

第四章 肌肉的结构和功能

眼部的肌肉

　　控制眼部肌肉运动的肌肉叫做眼球外肌。眼球外肌位于眼球外侧，由6种肌肉组成。眼球向各个方向的运动不是单独某条眼球外肌收缩的作用，而是通过所有眼球外肌共同完成，此外，提上睑肌也可以视为眼球外肌。

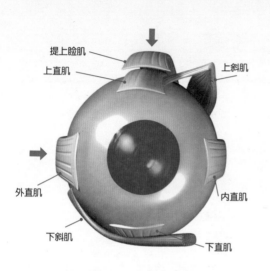

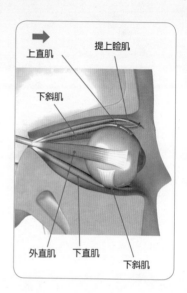

起点和止点

· 除下斜肌之外的眼球外肌均起自总腱环，所有的眼球外肌均止点于眼球表面的巩膜上。
· 提上睑肌起自视神经管的眼眶上表面，止点于上眼睑及上睑板上缘。

主要的功能

· 上直肌　向上运动
· 下直肌　向下运动
· 内直肌　向鼻侧（内侧）运动
· 外直肌　向耳侧（外侧）运动
· 上斜肌、下斜肌　外展
· 提上睑肌　上提上眼睑、睁眼

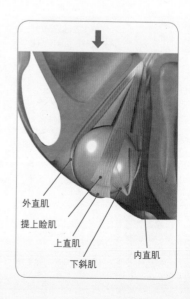

上肢的肌肉

肩胛带、肩关节的肌肉

· **肩胛带的肌肉**　将脊柱至胸廓的骨骼与肩胛带（肩胛骨、锁骨）连结起来的肌肉。

· **肩关节的肌肉**　连结躯干与上臂的胸大肌、背阔肌，构成肩关节肌肉以及肩袖的肌肉。

| 肩袖 | 冈上肌 | 冈下肌 | 小圆肌 | 肩胛下肌 |

肩胛带、肩关节的肌肉（前面图）

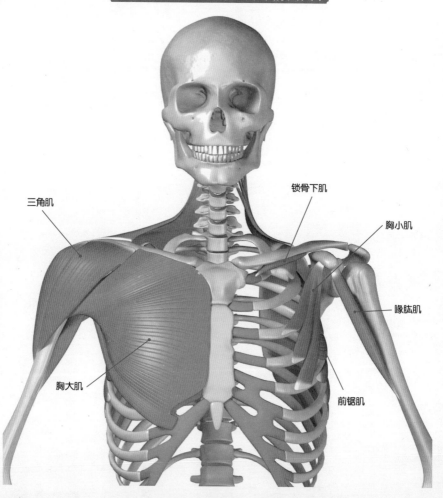

三角肌

锁骨下肌

胸小肌

喙肱肌

胸大肌

前锯肌

肩部背面

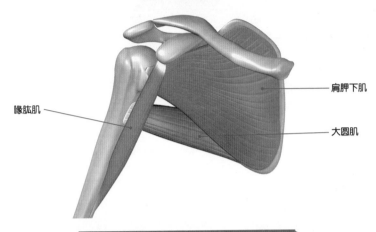

肩胛下肌

大圆肌

喙肱肌

肩胛带、肩关节的肌肉（后面图）

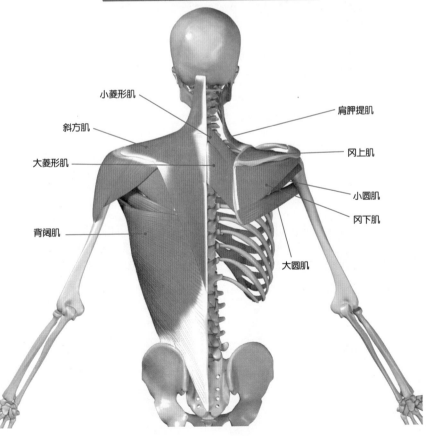

小菱形肌

斜方肌

大菱形肌

背阔肌

肩胛提肌

冈上肌

小圆肌

冈下肌

大圆肌

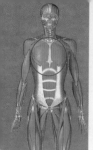

前锯肌、胸小肌、锁骨下肌

· **前锯肌** 附着于肋骨，呈锯齿状。由于在击出直拳等动作时前锯肌会大幅度运动，因而也被称为拳击手肌肉。

· **胸小肌** 藏在胸大肌后方，被其覆盖。与胸大肌共同构成腋窝（腋下的凹陷部分）前壁。

· **锁骨下肌** 位于锁骨下方，体积较小，触诊时无法直接触碰到。表面被锁胸筋膜覆盖。

前锯肌
胸长神经

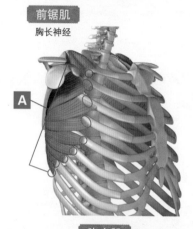

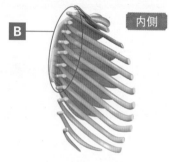

内侧

A·**起点** 第一至第八（九）肋骨的外侧面中部
B·**止点** 肩胛骨的内缘肋骨面
ADL 深呼吸时向上牵引肋骨，辅助大口吸气（肋骨上提）

胸小肌
胸内侧神经

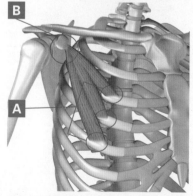

A·**起点** 第三至第五肋骨的前表面
B·**止点** 肩胛骨的喙突
ADL 控制肩胛骨的运动，在深呼吸时与前锯肌共同向上拉动肋骨

锁骨下肌
锁骨下肌神经

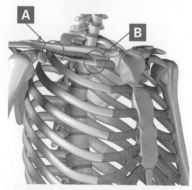

A·**起点** 第一肋骨上表面的肋软骨接合处
B·**止点** 锁骨中下部窝
ADL 保持胸锁关节的稳定，使肩胛骨活动更加顺畅

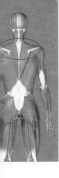

肩胛提肌、小菱形肌、大菱形肌

·**肩胛提肌**　位于胸锁乳突肌和斜方肌之间的深层肌肉，可以向上方、内侧拉动肩胛骨，与小菱形肌共同完成耸肩的动作。

·**小菱形肌**　较薄的菱形肌肉，被斜方肌覆盖，与肩胛提肌共同完成耸肩的动作。

·**大菱形肌**　连接于小菱形肌下方，与小菱形肌受同一条神经的控制，较难区分。

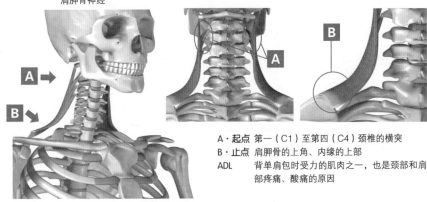

肩胛提肌

肩胛背神经

A·**起点**　第一（C1）至第四（C4）颈椎的横突
B·**止点**　肩胛骨的上角、内缘的上部
ADL　背单肩包时受力的肌肉之一，也是颈部和肩部疼痛、酸痛的原因

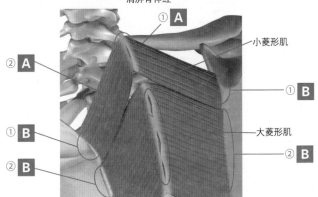

①小菱形肌、②大菱形肌

肩胛背神经

小菱形肌

大菱形肌

①A·**起点**　第六（C6）至第七（C7）颈椎的棘突
①B·**止点**　肩胛骨的内侧缘上部
ADL　控制肩胛骨后缩、向下回旋，在将物体拉近身体时发挥作用

②A·**起点**　第一（T1）至第四（T4）胸椎的棘突
②B·**止点**　肩胛骨的内侧缘上部
ADL　控制肩胛骨后缩、向下回旋，在将物体拉近身体时发挥作用

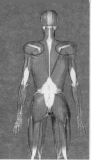

冈上肌、冈下肌、小圆肌

- **冈上肌**　肩袖（冈上肌、冈下肌、小圆肌）中受力最多、最容易受伤的肌肉，可以在肩胛冈上部触摸到。
- **冈下肌**　是肱骨最有力的外旋肌，对保持肩关节后方的稳定十分重要。
- **小圆肌**　对冈下肌起辅助作用，二者同时运动。

冈上肌

肩胛上神经

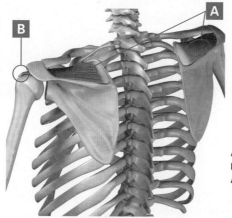

A·**起点**	肩胛骨冈上窝的内侧	
B·**止点**	肱骨大结节的上端	
ADL	控制抬臂，在棒球运动中投球抬臂过高可能会导致冈上肌受伤	

冈下肌

肩胛上神经

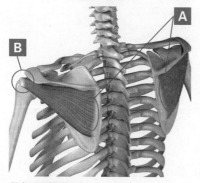

A·**起点**	肩胛骨冈下窝
B·**止点**	肱骨大结节
ADL	控制臂部脱力下落及外旋

小圆肌

腋神经

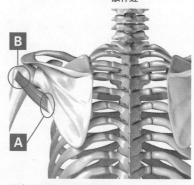

A·**起点**	肩胛骨后表面的外缘
B·**止点**	肱骨大结节的后部
ADL	控制臂部外旋，以及将臂部从横向伸展的状态向后拉

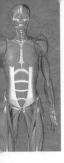

大圆肌、喙肱肌、肩胛下肌

· **大圆肌** 功能及止点位置均与背阔肌相同，因此也被称为"背阔肌的小帮手"。

· **喙肱肌** 体积较小，与肱二头肌受同一条神经控制，是肱二头肌的一部分。

· **肩胛下肌** 附着于肩胛骨内侧，将肱骨和肩胛骨固定在关节面上。

大圆肌
肩胛下神经

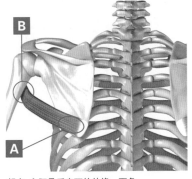

A · **起点** 肩胛骨后表面的外缘、下角
B · **止点** 肱骨的小结节嵴
ADL 控制臂部向前后摆动，女性穿内衣时大圆肌会发挥作用

喙肱肌
肌皮神经

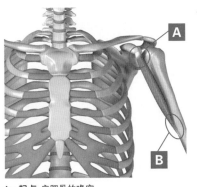

A · **起点** 肩胛骨的喙突
B · **止点** 肱骨中部内侧缘
ADL 在按压门把手等动作中起辅助作用

肩胛下肌
肩胛下神经

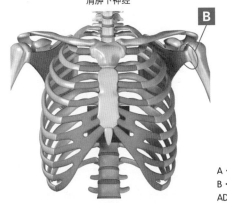

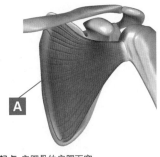

A · **起点** 肩胛骨的肩胛下窝
B · **止点** 肱骨的小结节
ADL 控制臂部旋转，在将手插入裤子后面口袋等动作中发挥作用

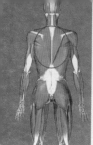

斜方肌、胸大肌

·斜方肌　占据了颈背至背部浅层上部的大部分位置，分为上、中、下三大部分。

·胸大肌　是胸部表层的强壮肌肉，构成胸脯。乳房位于胸大肌膜的上方，通过锻炼，男性可以让胸部更厚实，女性可以实现丰胸。

斜方肌

副神经、颈神经丛

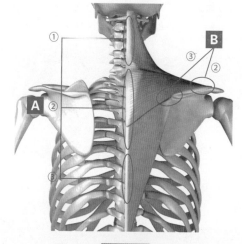

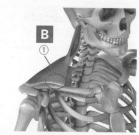

A·起点　①上部：枕骨、项韧带

　　　　②中部：T1~T6胸椎的棘突、棘上韧带

　　　　③下部：T7~T12胸椎的棘突、棘上韧带

B·止点　①上部：锁骨的外侧部

　　　　②中部：肩胛骨的肩峰、肩胛冈

　　　　③下部：肩胛骨的肩胛冈

ADL　　提重物时将肩胛骨固定于肋骨上，防止肩胛骨下降。斜方肌损伤是导致肩膀酸痛的原因

胸大肌

胸外侧神经、胸内侧神经

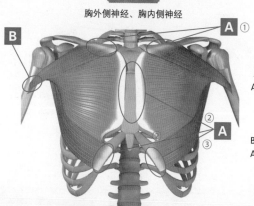

A·起点　①胸外侧神经、胸内侧神经

　　　　②胸肋部：胸骨、第二至第六肋骨的肋软骨

　　　　③腹部：腹外斜肌的腱膜

B·止点　肱骨的大结节嵴

ADL　　在做出击拳、投球等需要向前挥臂的动作时发挥重要作用

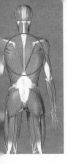

背阔肌、三角肌

· **背阔肌**　从背部下方三分之二的区域延伸至胸部外侧的大块肌肉，将臂部与腰部、骨盆连结起来。与大圆肌共同组成腋窝后缘的轮廓。

· **三角肌**　决定肩膀形状的肌肉，三角肌发达的肩膀会隆得更高。三角肌终止于肱骨，覆盖着整个肩膀，起到保护肩关节的作用。

胸背神经

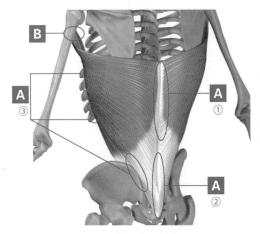

A·**起点**　①第六胸椎（T6）至第五腰椎（L5）的棘突
　　　　　②骶骨的棘突
　　　　　③髂嵴的第九至第十二肋骨棘上韧带
B·**止点**　肱骨的小结节嵴
ADL　　　在用臂部拉起身体时发挥作用，背阔肌的损伤是患肩周炎、无法抬臂的重要原因

三角肌

腋神经

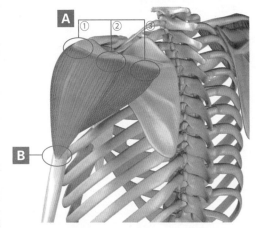

A·**起点**　①前部：锁骨外侧边缘的三分之一处
　　　　　②中部：肩胛骨的肩峰
　　　　　③后部：肩胛骨的肩胛冈下缘
B·**止点**　肱骨的三角肌粗隆
ADL　　　在将物体举过头顶或手部下垂提重物时发挥作用

125

上臂、前臂、手部的肌肉

·**上臂的肌肉** 分为腹侧肌群和背侧肌群。肱二头肌控制肘部弯曲，肱三头肌控制肘部伸展，二者互为拮抗肌。

·**前臂的肌肉** 分为旋后肌、旋前肌、屈肌和伸肌。

·**手部的肌肉** 手部的固有肌肉均为屈肌（或外转），控制手指伸展（弯曲）的是前臂上的外附肌。

上臂、前臂、手部的肌肉（前面图）

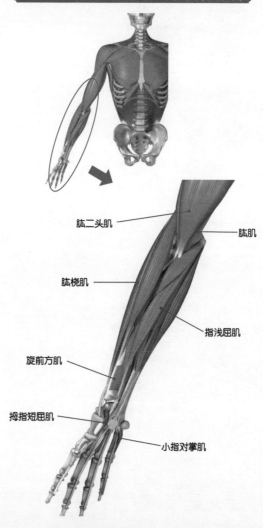

肱二头肌

肱肌

肱桡肌

指浅屈肌

旋前方肌

拇指短屈肌

小指对掌肌

上臂	腹侧肌群 背侧	肱肌、肱二头肌 肱三头肌、肘肌、肱桡肌
前臂	旋后肌 旋前肌 屈肌 伸肌	旋后肌 旋前方肌、旋前圆肌 桡侧腕屈肌、掌长肌、尺侧腕屈肌、指浅屈肌 桡侧腕长伸肌、桡侧腕短伸肌、尺侧腕伸肌
手		小指伸肌、拇长伸肌、拇长展肌 拇对掌肌、小指对掌肌、拇短伸肌、拇短屈肌

上臂、前臂、手部的肌肉（后面图）

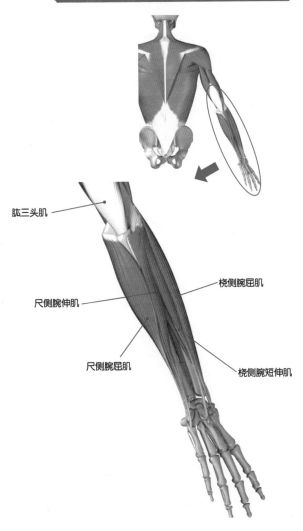

肱三头肌

桡侧腕屈肌

尺侧腕伸肌

尺侧腕屈肌

桡侧腕短伸肌

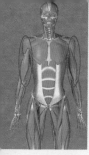

肱二头肌、肱三头肌

· **肱二头肌**　如其命名一样，肱二头肌的肌腹位于上臂，长头、短头的起点均为肩胛骨，是从肩关节延伸至肘关节的双关节肌。肱二头肌在施力时会呈现出我们常见的肌肉疙瘩。

· **肱三头肌**　共有3个肌头，仅长头附着于肩胛骨上，是从肩关节延伸至肘关节的双关节肌。在做俯卧撑的上撑动作时可以发出极强的力量。

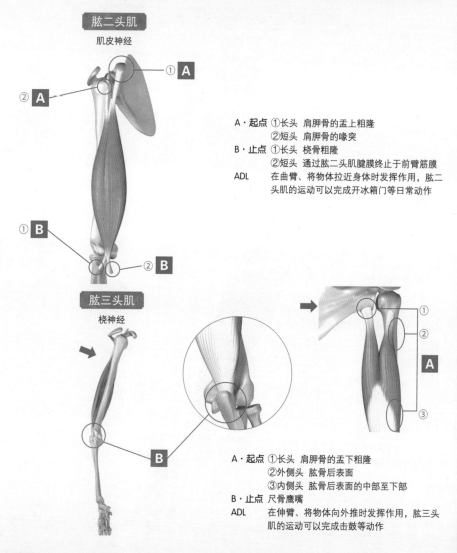

肱二头肌

肌皮神经

① A
② A
① B
② B

A · **起点** ①长头　肩胛骨的盂上粗隆
　　　　　②短头　肩胛骨的喙突
B · **止点** ①长头　桡骨粗隆
　　　　　②短头　通过肱二头肌腱膜终止于前臂筋膜
ADL　　　在曲臂、将物体拉近身体时发挥作用，肱二
　　　　　头肌的运动可以完成开冰箱门等日常动作

肱三头肌

桡神经

① ② A ③
B

A · **起点** ①长头　肩胛骨的盂下粗隆
　　　　　②外侧头　肱骨后表面
　　　　　③内侧头　肱骨后表面的中部至下部
B · **止点** 尺骨鹰嘴
ADL　　　在伸臂、将物体向外推时发挥作用，肱三头
　　　　　肌的运动可以完成击鼓等动作

肱肌、肘肌、肱桡肌

· **肱肌**　附着在尺骨上，保持肘关节的稳定，在肘关节持续弯曲时发挥作用。肱肌因被肱二头肌完全覆盖而很难找到。

· **肘肌**　体积很小，在肘部伸展时起到辅助肱三头肌的作用。收紧关节囊，从而避免伸展中的关节囊被挤压入关节中。

· **肱桡肌**　决定着前臂外侧部分的形状，其起点与终点均不在肘部，可以起到杠杆的作用，是一条力量大、效率高的屈肌。

肱肌

肌皮神经

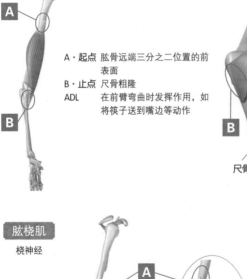

A · **起点** 肱骨远端三分之二位置的前表面

B · **止点** 尺骨粗隆

ADL　在前臂弯曲时发挥作用，如将筷子送到嘴边等动作

肘肌

桡神经

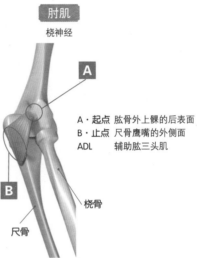

A · **起点** 肱骨外上髁的后表面

B · **止点** 尺骨鹰嘴的外侧面

ADL　辅助肱三头肌

桡骨

尺骨

肱桡肌

桡神经

A · **起点** 肱骨外上髁上嵴的下部

B · **止点** 桡骨茎突

ADL　主要在前臂旋转（手部旋转）、曲肘等动作中发挥作用

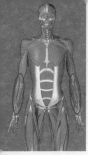

旋前圆肌、旋后肌、旋前方肌

· **旋前圆肌**　大小与旋后肌相同，是控制前臂旋前的肌肉。高尔夫爱好者过度使用旋前圆肌会导致肘关节痛。

· **旋后肌**　辅助肱二头肌的旋后功能，虽然可以控制前臂旋后，但由于肌肉较小，力量并不大。

· **旋前方肌**　附着于前臂的前表面，是较平的长方形或菱形肌肉。在进行一些手工的精细作业或控制前臂旋前时旋前方肌会收紧。

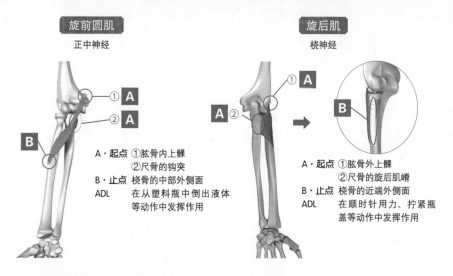

旋前圆肌

正中神经

A·**起点** ①肱骨内上髁
　　　　②尺骨的钩突
B·**止点** 桡骨的中部外侧面
ADL 在从塑料瓶中倒出液体
　　　 等动作中发挥作用

旋后肌

桡神经

A·**起点** ①肱骨外上髁
　　　　②尺骨的旋后肌嵴
B·**止点** 桡骨的近端外侧面
ADL 在顺时针用力、拧紧瓶
　　　 盖等动作中发挥作用

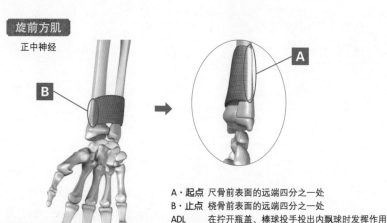

旋前方肌

正中神经

A·**起点** 尺骨前表面的远端四分之一处
B·**止点** 桡骨前表面的远端四分之一处
ADL 在拧开瓶盖、棒球投手投出内飘球时发挥作用

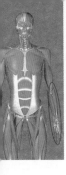

桡侧腕屈肌、尺侧腕屈肌、掌长肌、指浅屈肌

· **桡侧腕屈肌** 是最强壮的腕部屈肌，桡侧腕屈肌的损伤可能导致内上髁炎和肘关节异常。

· **尺侧腕屈肌** 是最靠内侧的腕部屈肌，可以控制前臂弯曲和手尺侧倾。

· **掌长肌** 攥紧拳头时手腕上最突出的肌腱就是掌长肌的肌腱，在握手时可以保护掌腱膜下方的血管和神经。

· **指浅屈肌** 是最大的前臂屈肌，指浅屈肌和指深屈肌共同控制手指的弯曲。

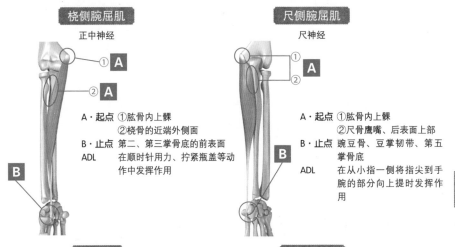

桡侧腕屈肌

正中神经

A·**起点** ①肱骨内上髁
②桡骨的近端外侧面
B·**止点** 第二、第三掌骨底的前表面
ADL 在顺时针用力、拧紧瓶盖等动作中发挥作用

尺侧腕屈肌

尺神经

A·**起点** ①肱骨内上髁
②尺骨鹰嘴、后表面上部
B·**止点** 豌豆骨、豆掌韧带、第五掌骨底
ADL 在从小指一侧将指尖到手腕的部分向上提时发挥作用

掌长肌

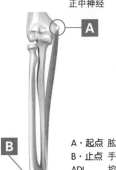

正中神经

A·**起点** 肱骨内上髁
B·**止点** 手腕的屈肌支持带、掌腱膜
ADL 控制手腕弯曲（手腕的弯曲和肘部的小幅度弯曲）

指浅屈肌

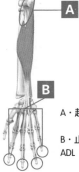

正中神经

A·**起点** 肱骨内上髁、尺骨的钩突、桡骨外侧
B·**止点** 第二至第五指中节指骨两侧
ADL 在握住物体时提供强大的力量

131

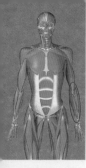

桡侧腕长伸肌、桡侧腕短伸肌、尺侧腕伸肌

· **桡侧腕长伸肌**　是腕部的伸肌，控制手桡侧倾。断裂或挫伤会使桡侧腕长伸肌运动能力变差，导致内侧肌肉疼痛。网球运动员常见的肘伤也可能源于这条肌肉。

· **桡侧腕短伸肌**　与桡侧腕长伸肌共同构成前臂的外侧缘，控制手腕的伸展和手桡侧倾。网球运动员常见的肘伤也可能源于这条肌肉。

· **尺侧腕伸肌**　形状细长的肌肉，与尺侧腕屈肌共同控制手尺侧倾。尺侧腕伸肌的损伤可能导致内上髁炎和肘关节异常。

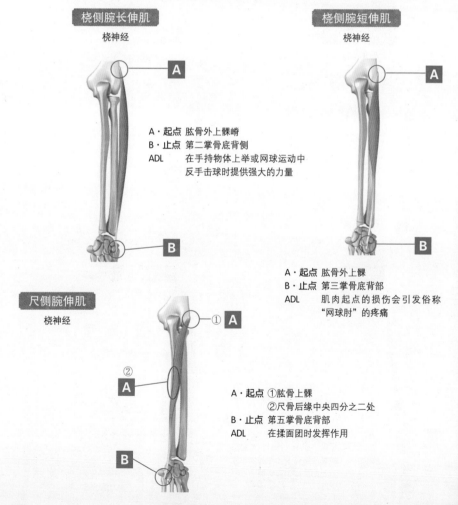

桡侧腕长伸肌

桡神经

A · **起点**　肱骨外上髁嵴
B · **止点**　第二掌骨底背侧
ADL　　在手持物体上举或网球运动中反手击球时提供强大的力量

桡侧腕短伸肌

桡神经

A · **起点**　肱骨外上髁
B · **止点**　第三掌骨底背部
ADL　　肌肉起点的损伤会引发俗称"网球肘"的疼痛

尺侧腕伸肌

桡神经

A · **起点**　①肱骨上髁
　　　　　　②尺骨后缘中央四分之二处
B · **止点**　第五掌骨底背部
ADL　　在揉面团时发挥作用

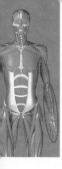

小指伸肌、拇长伸肌、拇长展肌

· **小指伸肌** 控制小指的伸展，辅助所有手指伸肌的伸展运动。

· **拇长伸肌** 斜跨于前臂的后表面，形状细长，作为拇指伸肌之一，控制手部的伸展。

· **拇长展肌** 是拇指伸肌群中较为强壮的肌肉，不仅可以控制拇指的外展，还可以控制手关节的外展。

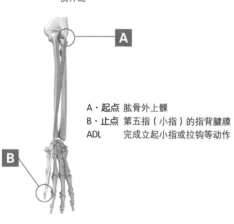

A·**起点** 肱骨外上髁
B·**止点** 第五指（小指）的指背腱膜
ADL 完成立起小指或拉钩等动作

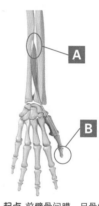

A·**起点** 前臂骨间膜、尺骨的中部侧面
B·**止点** 第一指（拇指）的末节指骨底部
ADL 辅助完成拇指远离食指（拇指外展）的动作，过度使用拇长伸肌可导致腱鞘炎

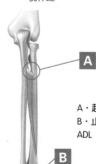

A·**起点** 桡骨和尺骨的背面、骨间膜
B·**止点** 第一掌骨底外侧
ADL 控制第一指（拇指）远离手掌部分（外展）

第四章 肌肉的结构和功能

133

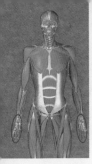

拇对掌肌、小指对掌肌、拇短伸肌、拇短屈肌

· **拇对掌肌** 与拇短屈肌共同构成拇指球（拇指根部的隆起部分），控制拇指弯曲。

· **小指对掌肌** 构成隆起的小指球，辅助完成第五指（小指）向拇指靠近的动作。

· **拇短伸肌** 形状细长，辅助拇长伸肌完成拇指的伸展和外展。

· **拇短屈肌** 控制拇指的弯曲和旋转。

| 拇对掌肌 | 小指对掌肌 |

正中神经　　　　　　　　　　　　　　　　尺神经

◀手掌侧▶

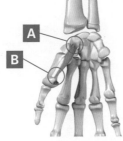 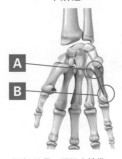

A·**起点** 大多角骨结节、屈肌支持带

B·**止点** 第一指（拇指）掌骨的桡侧缘

ADL 在抓握物体时发挥重要的作用

A·**起点** 钩骨、屈肌支持带

B·**止点** 第五掌骨的尺侧缘

ADL 完成用手掌捞水或握手等动作

| 拇短伸肌 | 拇短屈肌 |

桡神经　　　　　　　　　　　　　　　浅层：正中神经　深层：尺神经

◀手背侧▶

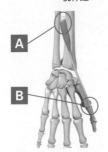 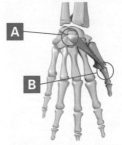

A·**起点** 桡骨背面、骨间膜

B·**止点** 第一指近节指骨的骨底背侧

ADL 可引发拇指腱鞘炎的肌肉之一

A·**起点** ①浅头：屈肌支持带
　　　　　②渗透：大、小多角骨

B·**止点** 经由桡侧的籽骨止点于拇指的
　　　　　近节指骨骨底

ADL 控制拇指弯曲

躯干的肌肉

躯干的肌肉

　　与起立有关的躯干肌肉可大致分为背部肌群和腹部肌群两类。背部肌群被称作固有背肌，包括竖脊肌以及深层的多裂肌等横突棘肌，参与脊柱弯曲、伸展、旋转等运动；腹部肌群包括胸壁部和腹部肌肉，在控制脊柱运动的同时，还可以提高腹压。

躯干的肌肉（前面图）

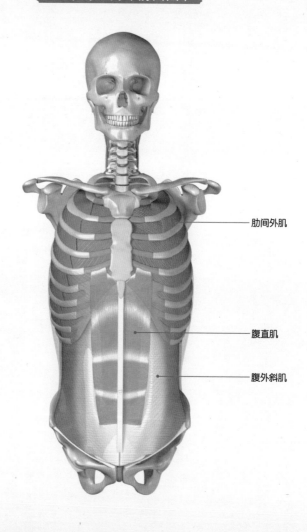

肋间外肌

腹直肌

腹外斜肌

背部肌群 （固有背肌）	竖脊肌	颈棘肌、胸棘肌、颈最长肌、胸最长肌、颈髂肋肌、胸髂肋肌、腰髂肋肌
	夹肌	头夹肌、颈夹肌
	横突棘肌	头半棘肌、颈半棘肌、胸半棘肌、多裂肌、回旋肌
腹部肌群	胸壁肌	肋间外肌、肋间内肌、上后锯肌、下后锯肌
	腹部	腹直肌、腹外斜肌、腹内斜肌、腹横肌、腰方肌
	横隔膜	横隔膜

躯干的肌肉（后面图）

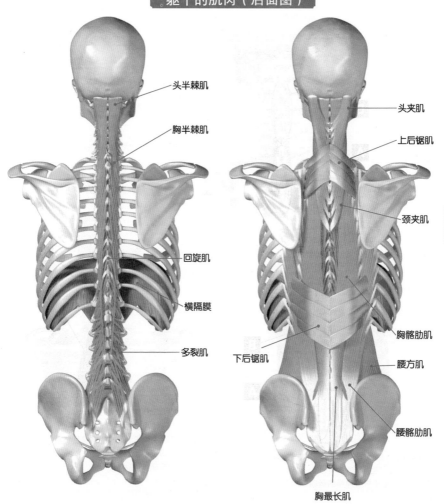

头半棘肌

胸半棘肌

回旋肌

横隔膜

多裂肌

头夹肌

上后锯肌

颈夹肌

下后锯肌

胸髂肋肌

腰方肌

腰髂肋肌

胸最长肌

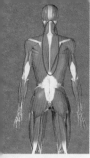

颈棘肌、胸棘肌、颈最长肌

· **颈棘肌**　是竖脊肌之一，附着于颈部至胸部的位置。颈棘肌可以保护脊柱和脊髓神经，保证脊柱的正常弯曲，使脊柱向后立起。

· **胸棘肌**　位于竖脊肌的最内侧，随其两侧肌肉的运动来控制脊椎的伸展。

· **颈最长肌**　保证颈部至胸部的脊椎稳定，保证脊柱的正常弯曲和姿势的稳定。

颈棘肌

颈神经

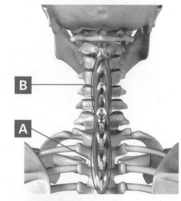

A · **起点** C5（6）颈椎、T1、T2胸椎的棘突
B · **止点** C2~C4颈椎的棘突
ADL　　颈棘肌的异常可能导致脊柱侧弯或疼痛

颈最长肌

颈神经、胸神经后支

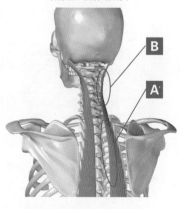

胸棘肌

胸神经、腰神经后支

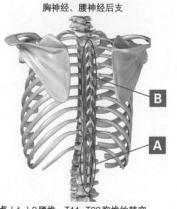

A · **起点** L1~L2腰椎、T11~T22胸椎的棘突
B · **止点** T2~T8胸椎的棘突
ADL　　有助于脊柱顺畅的运动

A · **起点** T1~T5胸椎的横突
B · **止点** C2~C5（6）颈椎的横突后结节
ADL　　颈最长肌的异常可能会引发颈部、背部、肩膀酸痛等症状

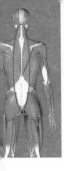

胸最长肌、胸髂肋肌、腰髂肋肌

· **胸最长肌** 位于颈最长肌的下部，是竖脊肌的一条，控制脊柱的伸展和侧弯。步行时将脊柱固定在骨盆上，以维持正确的走路姿势。

· **胸髂肋肌** 胸髂肋肌是隆起于脊柱上的竖脊肌最外侧的肌肉之一。控制胸椎的伸展和侧弯。

· **腰髂肋肌** 是位于骶骨至肋骨下部到中部位置的竖脊肌之一。控制腰椎的伸展和侧弯，维持脊柱的弯曲和正确的姿势。

胸最长肌

胸神经、腰神经

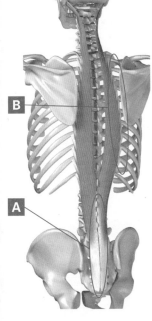

A · **起点** 骶骨背面、L1~L5腰椎的横突
B · **止点** 所有肋骨的肋角和肋结节之间
ADL 可能引发腰部疼痛或肩膀酸痛

胸髂肋肌

胸神经

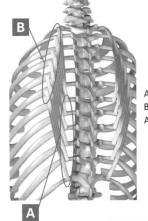

A · **起点** 第七至第十二肋角内侧
B · **止点** 第一至第六肋骨的肋角
ADL 在坐、立、行等日常动作中发挥作用

腰髂肋肌

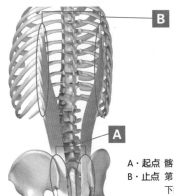

A · **起点** 髂骨的髂肌、骶骨背面
B · **止点** 第六至第十二肋骨的肋角下缘
ADL 保持正确的姿势，在步行等日常动作中发挥作用

第四章 肌肉的结构和功能

139

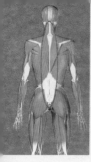

头夹肌、颈夹肌、多裂肌

· **头夹肌** 被斜方肌覆盖，位于颈部后表面，面积较大。可以保持颈部稳定，也可以在各种运动中保持上身的稳定，控制头部伸展。

· **颈夹肌** 位于头夹肌下方，控制头部、颈部的伸展、旋转和侧弯。

· **多裂肌** 与腹膜肌、盆底肌、横隔膜共同构成躯干部分，骶骨到腰椎的多裂肌对于支撑脊柱起到了重要的作用，可以控制脊柱的伸展、旋转和侧弯。

头夹肌

颈神经

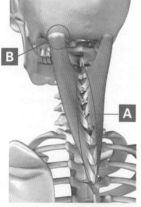

A·**起点** C7颈椎、T1~T3胸椎的棘突或项韧带

B·**止点** 颞骨乳突、枕骨上项线

ADL 辅助包括头颈部在内的脊椎进行顺畅的运动

颈夹肌

颈神经

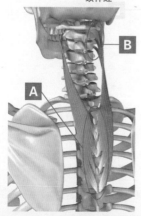

A·**起点** T3~T6胸椎的棘突或项韧带

B·**止点** C1~C3颈椎的横突后结节

ADL 与头夹肌共同作用，控制颈部向后或向左右弯曲

多裂肌

颈神经、胸神经、腰神经

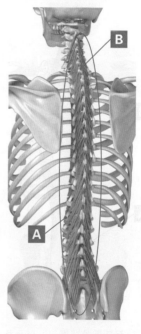

A·**起点** C4~C7颈椎的关节突、胸椎的横突、腰椎、骶骨、髂骨

B·**止点** 从起点到第二至第四上位椎骨的全部棘突

ADL 保持姿势及脊柱部位的稳定

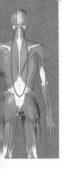

头半棘肌、颈半棘肌、胸半棘肌、回旋肌

· **头半棘肌** 位于颈部后仰肌群的深层，大多数情况下与头棘肌融合在一起，但头半棘肌的力量更大，控制头部的伸展和旋转。

· **颈半棘肌** 较长的肌束力量较强，能够控制肌肉的弯曲，较短的肌束可以有效控制肌肉的旋转，起到保护脊柱和脊髓的作用，控制颈椎的伸展和旋转。

· **胸半棘肌** 位于脊柱的上半部分，也被称为半棘肌，控制脊椎的伸展和旋转。

· **回旋肌** 是较小的肌群，也是位于横突棘肌群最深处的肌肉，控制脊柱的旋转。

头半棘肌

颈神经

A·**起点** C7颈椎、T1~T6胸椎的横突、C4~C7颈椎的关节突

B·**止点** 枕骨的上项线和下项线之间

ADL 控制头部后仰，也可以保护脊柱

颈半棘肌

颈神经、胸神经

A·**起点** T1~T5（6）胸椎的横突

B·**止点** C2~C5颈椎的棘突

ADL 在橄榄球和摔跤等运动的挽臂阻挡动作中发挥作用

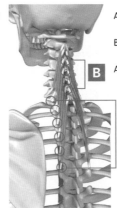

胸半棘肌

颈神经、胸神经

A·**起点** T6(7)~T11(12)胸椎的横突

B·**止点** C5~C7颈椎、T1~T4胸椎的棘突

ADL 在向上、向后看等动作中发挥作用

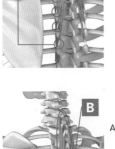

回旋肌

颈神经、胸神经、腰神经

A·**起点** 椎骨的横突

B·**止点** 相邻椎骨上方的1或2个棘突

ADL 维持姿势和脊柱的稳定

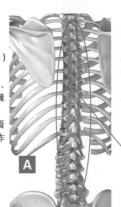
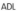

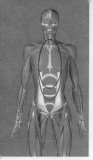

肋间外肌、肋间内肌、上后锯肌、下后锯肌

· **肋间外肌**　位于肋软骨处，是纤维性的膜。构成胸部肌肉，在吸气时起到上提肋骨、扩大胸腔的作用。

· **肋间内肌**　和肋间外肌一样，是纤维性的膜。呼气时控制肋骨之间的收缩。

· **上后锯肌**　位于斜方肌下方，是扁平的四角形肌肉，将肋骨和椎骨连结起来，在吸气时起到上提肋骨的作用。

· **下后锯肌**　位于胸部至腰部中间，将肋骨和椎骨连结起来，在呼气时下拉肋骨。

肋间外肌
肋间神经

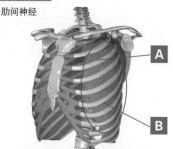

A · **起点**　第一至第十一肋骨的下缘
B · **止点**　第二至第十二下位肋骨的上缘
ADL　　上提肋骨，扩大胸腔，辅助吸气

肋间内肌
肋间神经

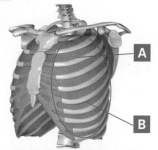

A · **起点**　第一至第十一肋骨的内缘、肋软骨
B · **止点**　第二至第十二下位肋骨的上缘
ADL　　下拉肋骨，缩小胸腔，辅助呼气

上后锯肌
肋间神经

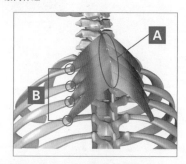

A · **起点**　C7颈椎、T1~T3胸椎的棘突
B · **止点**　第二至第五肋骨的上缘
ADL　　上提第二至第五肋骨，辅助吸气

下后锯肌
肋间神经

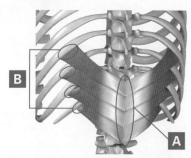

A · **起点**　T11~T12胸椎、L1~L2腰椎的棘突
B · **止点**　第九至第十二肋骨的下缘
ADL　　上提第九至第十二肋骨，辅助呼气

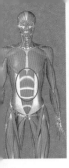

横隔膜、腹直肌、腹外斜肌

· **横隔膜**　进行腹式呼吸时起主要作用的肌肉。向下运动时胸廓扩张，肺部吸气。

· **腹直肌**　即平时我们常说的腹肌。纵贯腹部中央，下至耻骨，形状扁平且长。可以实现躯干的前屈、侧屈，还可以提高腹腔内部压力。

· **腹外斜肌**　侧腹肌最外层的肌肉，后部肌纤维被背阔肌所覆盖。与躯干的前屈、侧屈及向对策的回旋有关。

横隔膜

横膈神经

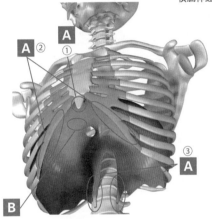

A·**起点** ①胸骨部　剑突后侧
②肋骨部　第七至第十二肋骨和肋软骨内侧
③腰椎部　L1 ~ L3 腰椎内侧
B·**止点** 中心腱
ADL 在呼吸运动的吸气环节发挥作用，也能帮助排便与排尿

腹直肌

肋间神经

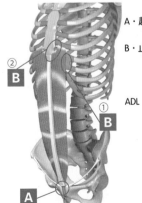

A·**起点** 耻骨的耻骨嵴、耻骨联合
B·**止点** ①第五至第七肋软骨
②剑突、肋剑突韧带
ADL 可以将胸壁整体拉下，并将骨盆前部上提。基本所有的体育运动都能用得上腹直肌

腹外斜肌

肋间神经

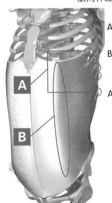

A·**起点** 第五至第十二肋骨外侧
B·**止点** 髂外唇、腹股沟韧带、腹直肌鞘前叶
ADL 帮助排便、排尿，稳定内脏，收紧腹部

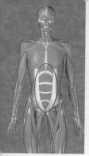

腹内斜肌、腹横肌、腰方肌

· 腹内斜肌　位于腹横肌浅侧，被腹外斜肌覆盖。与躯干的前屈、侧屈、同侧回旋有关。

· 腹横肌　可以与腹外斜肌、腹内斜肌一起提高腹腔内压。

· 腰方肌　与竖脊肌相同，位于腰椎的胸腰筋膜前部，呈长方形。与腰椎前屈、侧屈以及第十二肋骨的下降有关。

腹内斜肌

肋间神经、腰神经

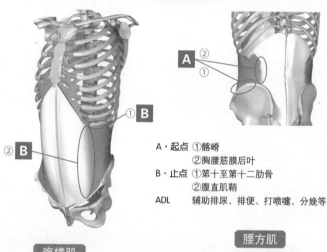

A·起点 ①髂嵴
　　　　②胸腰筋膜后叶
B·止点 ①第十至第十二肋骨
　　　　②腹直肌鞘
ADL　　辅助排尿、排便、打喷嚏、分娩等

腹横肌

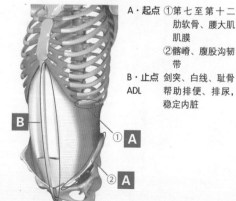

A·起点 ①第七至第十二肋软骨、腰大肌肌膜
　　　　②髂嵴、腹股沟韧带
B·止点 剑突、白线、耻骨
ADL　　帮助排便、排尿，稳定内脏

腰方肌

胸神经、腰神经

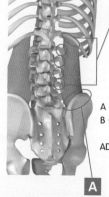

A·起点 髂嵴、髂股韧带
B·止点 第十二肋骨、L1~L4腰椎横突
ADL　　与身体侧屈及拾取等动作有关

下肢和足部肌肉

下肢带和大腿肌肉

· **下肢带肌肉** 骨盆肌或髋骨肌。骨盆肌肉还可以分为骨盆外肌和骨盆内肌。当闭锁肌群和孖肌群收缩时，如果骨盆位置不变，股骨就会被拉下，如果大腿位置不变，骨盆就会被提上。

· **大腿肌肉** 分为内收肌和屈肌两种。当进行奔跑，尤其是加速冲刺时，屈肌的作用尤为显著。

下肢带和大腿肌肉前面图

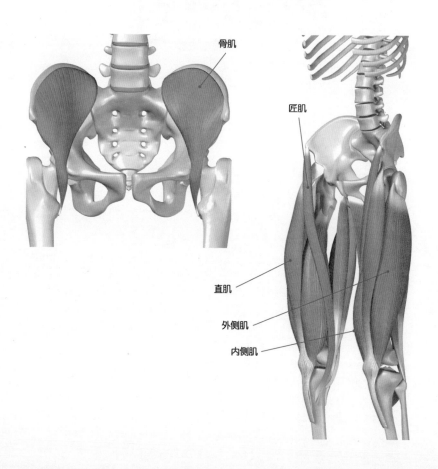

骨肌

匠肌

直肌

外侧肌

内侧肌

下肢带肌肉 （骨盆肌）	骨盆内肌	腰大肌、髂骨肌、腰小肌
	骨盆外肌	臀大肌、臀中肌、臀小肌、阔筋膜张肌 （以下6块外旋肌合称"深六"）梨状肌、闭孔外肌、闭孔内肌、上孖肌、 下孖肌、股方肌
大腿肌肉	内收肌、伸肌	长收肌、短收肌、大收肌、耻骨肌、股薄肌 （以下4块合称股四头肌）股直肌、股中间肌、股内侧肌、股外侧肌、 缝匠肌
	屈肌	股二头肌、半膜肌、半腱肌

下肢带和大腿肌肉后面图

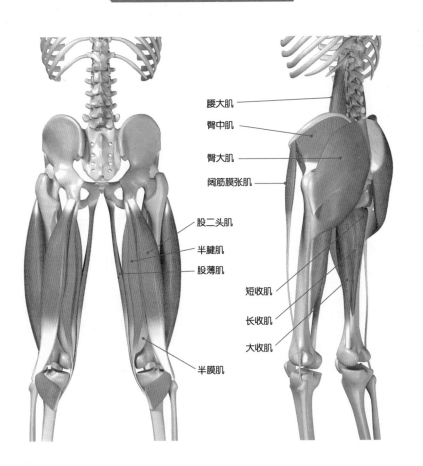

腰大肌

臀中肌

臀大肌

阔筋膜张肌

股二头肌

半腱肌

股薄肌

短收肌

长收肌

大收肌

半膜肌

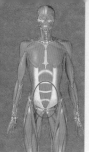

髂肌、腰大肌、腰小肌

· **髂肌**　位于髂骨内侧面，呈三角形。可以保护肠等内脏，在腹肌运动时发挥作用，是实现股关节屈曲的主要肌肉。

· **腰大肌**　与髂肌都是实现股关节屈曲的主要肌肉，是保持正确人体姿势的重要肌肉，是股关节的深层肌肉。

· **腰小肌**　位于腰大肌前侧，与股关节屈曲没有关系，但是能够对脊柱屈曲起辅助作用。腰小肌不能独自完成动作，约有一半的人出现了退化的情况。

髂肌

腰神经丛、股神经

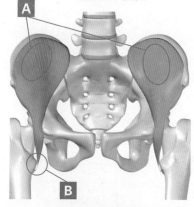

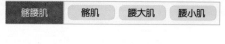

| 髂腰肌 | 髂肌 | 腰大肌 | 腰小肌 |

A·**起点**　髂窝
B·**止点**　股骨小转子
ADL　　　完成与维持上楼梯、奔跑、提腿等动作

腰大肌

腰神经丛、大腿神经

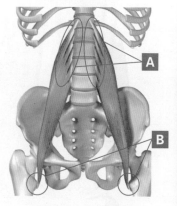

腰小肌

腰神经丛

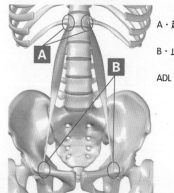

A·**起点**　T12胸椎、L1腰椎外侧面
B·**止点**　髂耻隆起即附近的肌膜
ADL　　　轻微的脊柱屈曲

A·**起点**　T12胸椎、L1～L5腰椎横突
B·**止点**　股骨小转子
ADL　　　锻炼出强大的腰大肌可以有效防止代谢综合征及因衰老带来的运动不便

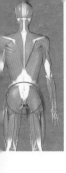

臀大肌、臀中肌、臀小肌

· **臀大肌** 人体最重的肌肉。虽然步行时不怎么发挥作用，但是在进行奔跑或登高等股关节伸展或外旋的动作时可以发挥作用。

· **臀中肌** 除了上外侧部之外都被臀大肌覆盖，肌腹处有强韧的肌膜。与股关节的外转和内旋有关。

· **臀小肌** 臀大肌深侧为臀中肌，臀中肌的深侧为臀小肌。臀小肌呈扇形，可以实现轻微的股关节外转与内收。

臀大肌

臀下神经

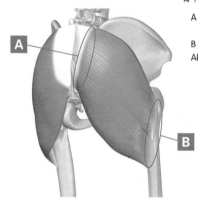

A·**起点** 髂骨翼外面、骶骨和尾骨背面、骶结节韧带

B·**止点** 髂胫韧带、臀肌粗隆

ADL 从坐立状态起身以及奔跑、跳跃等运动时起作用

臀小肌

臀上神经

A·**起点** 髂骨翼外侧面
B·**止点** 股骨大转子
ADL 辅助臀中肌。对步行有重要意义

臀中肌

臀上神经

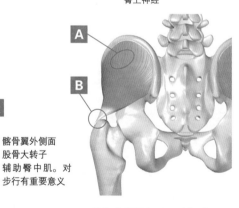

A·**起点** 髂骨翼外面和臀后线之间
B·**止点** 股骨大转子外侧面
ADL 能够防止步行中骨盆向摆动腿一侧下沉，增强稳定性

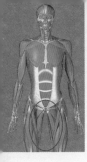

阔筋膜张肌、梨状肌、股方肌

· 阔筋膜张肌　位于臀中肌前侧、覆盖在大腿肌肉外侧，呈肌膜状。与股关节外转、屈曲有关，并能防止在屈曲时发生外旋。

· 梨状肌　呈梨形。当骶骨位置不变时，可以使大腿外旋或外转。当大腿位置不变时，可以使脊柱伸展。

· 股方肌　呈方形，平且厚。是外旋肌群中最强健的肌肉。

阔筋膜张肌

臀上神经

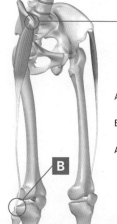

A · **起点** 髂骨上前侧的髂前上棘、髂嵴

B · **止点** 通过髂胫韧带与胫骨外侧上缘相接

ADL　　辅助大腿运动，保证步行时腿部向正前方运动

股方肌

骶骨神经丛

背侧

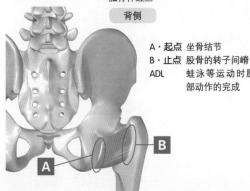

A · **起点** 坐骨结节
B · **止点** 股骨的转子间嵴
ADL　　蛙泳等运动时腿部动作的完成

梨状肌

坐骨神经丛

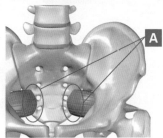

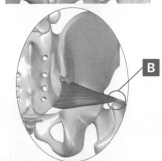

A · **起点** 骶骨前侧、髂骨的坐骨大切迹
B · **止点** 股骨大转子前端
ADL　　与坐骨神经痛有关

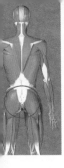

闭孔外肌、闭孔内肌、上孖肌、下孖肌

· **闭孔外肌**　位于股关节的股外旋肌，同时也是最深层的较为薄弱的内收肌。

· **闭孔内肌**　位于股关节的股外旋肌，较强健，与上孖肌和下孖肌合称髋骨三头肌。

· **上孖肌**　位于梨状肌和闭孔内肌之间，是股关节的外旋肌。

· **下孖肌**　位于闭孔内肌下部，较弱小，为闭孔内肌起辅助作用。

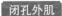
闭孔神经

背侧

闭孔内肌
骶骨神经

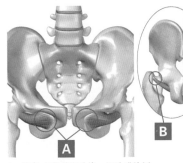

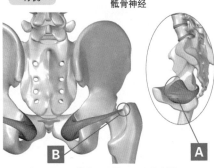

A·**起点**　尺骨的闭孔缘，闭孔膜外侧
B·**止点**　股骨转子窝
ADL　　在步行时保持正确姿势

A·**起点**　坐骨、尺骨的闭孔缘，闭孔膜内侧
B·**止点**　股骨大转子或转子窝
ADL　　在进行蛙泳等运动时起作用

上孖肌
骶骨神经丛

背侧

下孖肌
骶骨神经丛

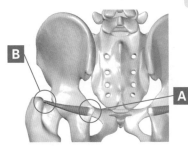

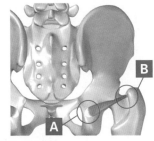

A·**起点**　坐骨棘
B·**止点**　股骨大转子
ADL　　下摩托车、自行车等交通工具时起作用

A·**起点**　坐骨结节
B·**止点**　股骨大转子
ADL　　投掷棒球、挥棒时起作用

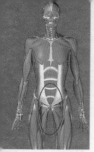

长收肌、短收肌、大收肌

· **长收肌**　属于内收肌群，位于耻骨肌下侧。负责股关节的内收和大腿的外旋，也可以帮助股关节的屈曲。

· **短收肌**　与长收肌、大收肌一同作用，负责股关节的内收。

· **大收肌**　是内收肌群中最大、最强健的肌肉。负责股关节的内收（前部）、屈曲（后部）、伸展。

长收肌

闭孔神经

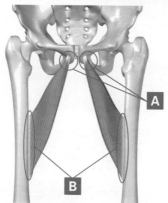

A · **起点** 耻骨联合与耻骨嵴
B · **止点** 股骨粗线内侧中央三分之一处
ADL　　与大腿内收有关

短收肌

闭孔神经

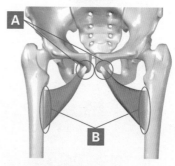

A · **起点** 耻骨下支
B · **止点** 股骨粗线内侧唇上方三分之一处
ADL　　与横向运动有关

大收肌

浅部：胫神经；深部：闭孔神经

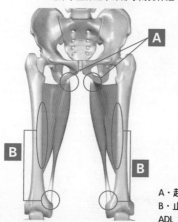

A · **起点** 耻骨下支、坐骨结节
B · **止点** 股骨粗线内侧唇、内收肌结节
ADL　　骑马、蛙泳时起作用

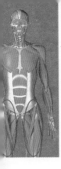

股直肌、股中间肌、股外侧肌

· **股直肌**　股四头肌中最重要的肌肉，纵跨股关节、膝关节。与股关节屈曲、膝关节伸展有关。

· **股中间肌**　位于股四头肌的中间位置。在股关节屈曲起到伸肌的作用。

· **股外侧肌**　位于大腿前外侧部，与股关节伸展有关，可以在坐下时控制下肢运动。

股四头肌	股直肌	股中间肌	股外侧肌	股内侧肌

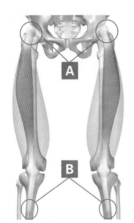

股直肌

股神经

A·**起点**　髂骨的髂前下棘、髋臼窝上缘
B·**止点**　胫骨粗隆
ADL　　在步行抬腿时起重要作用

股中间肌

股神经

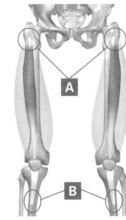

A·**起点**　股骨干前面
B·**止点**　胫骨粗隆
ADL　　股关节稳定、膝关节伸直

股外侧肌

股神经

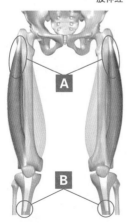

A·**起点**　股骨粗线外侧唇、大转子外侧面、臀肌粗隆
B·**止点**　胫骨粗隆
ADL　　保证步行时膝盖不向左右摇摆

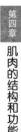

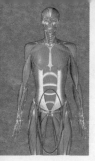

股内侧肌、缝匠肌、股薄肌、耻骨肌

· **股内侧肌**　位于大腿前内侧部。在膝关节距伸直10°～20°时收缩力度最强。

· **缝匠肌**　人体最长的肌肉，与股关节、膝关节屈曲以及股关节的外旋有关。

· **股薄肌**　内收肌群中唯一的双关节肌，可以辅助股关节的内收、膝关节的内旋与屈曲。

· **耻骨肌**　内收肌群中位置最靠上的方形肌肉。与股关节的屈曲和内收有关。

股内侧肌

股神经

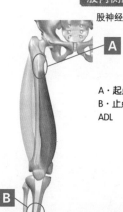

A·**起点** 股骨粗线内侧唇
B·**止点** 胫骨粗面
ADL 　上楼梯、从坐姿起立时起作用

缝匠肌

股神经

A·**起点** 髂前上棘
B·**止点** 胫骨粗隆的内侧面
ADL 　可以在盘腿坐或为股四头肌起辅助作用

股薄肌

闭孔神经

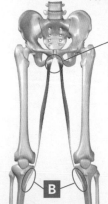

A·**起点** 耻骨联合
B·**止点** 胫骨粗隆内侧面
ADL 　跪坐以及骑马、蛙泳等运动时起作用

耻骨肌

闭孔神经、股神经

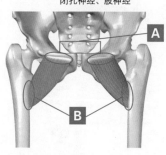

A·**起点** 耻骨梳
B·**止点** 股骨的耻骨肌线
ADL 　正直前进时起作用

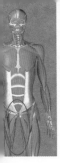

股二头肌、半膜肌、半腱肌

· **股二头肌** 拥有长短两个肌头，也被称为外侧腿肌。仅短肌头就可以实现一个关节的屈曲。与膝关节的弯曲和伸展有关。

· **半膜肌** 也被称为内侧腿肌。可以控制膝关节的屈曲与内旋。功能的实现与半腱肌关系密切。

· **半腱肌** 与半膜肌一样，都被称为内侧腿肌。与股关节的伸展与膝关节的屈曲相关。

腿肌	股二头肌	半膜肌	半腱肌

股二头肌

长头：胫神经；短头：腓神经

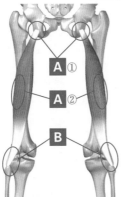

A·**起点** ①长头：坐骨结节
②短头：股骨粗线外侧唇
B·**止点** 腓骨头
ADL 保护股关节的稳定

半膜肌

胫神经

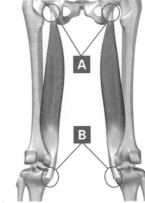

A·**起点** 坐骨结节
B·**止点** 胫内髁
ADL 当一侧腿伸向前方时防止躯干的屈曲

半腱肌

胫神经

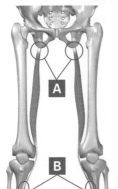

A·**起点** 坐骨结节
B·**止点** 胫骨上部内侧面
ADL 长跑选手的半腱肌非常发达

第四章 肌肉的结构和功能

小腿、足部肌肉

- **小腿肌肉**　小腿部的肌肉可以分为屈肌以及使膝关节、踝关节、脚趾运动的伸肌和腓骨肌肉。小腿部肌肉数量虽然不多，但多数都比较强有力。
- **足部肌肉**　起点和止点都位于足部，从浅至深多达4层。足部肌肉多数不能单独完成一项任务，需要联合行动。

小腿和足部肌肉

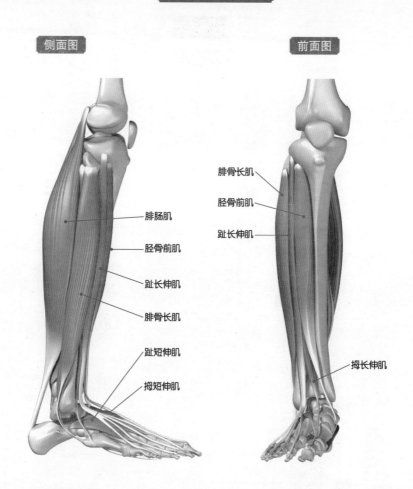

侧面图

- 腓肠肌
- 胫骨前肌
- 趾长伸肌
- 腓骨长肌
- 趾短伸肌
- 拇短伸肌

前面图

- 腓骨长肌
- 胫骨前肌
- 趾长伸肌
- 拇长伸肌

小腿肌肉	屈肌	腓肠肌、比目鱼肌（这两块肌肉合称小腿三头肌）、跖肌、腘肌
	伸肌、腓骨肌肉	胫骨前肌、腓骨长肌、腓骨短肌、第三腓骨肌、趾长伸肌、拇长伸肌、胫骨后肌、趾长屈肌、拇长屈肌
足部肌肉	固有肌（数字代表所在层数）	拇短屈肌③、小趾展肌①、趾短屈肌①、拇展肌①、蚓状肌②、足底方肌②、趾短伸肌、拇短伸肌

小腿和足部的肌肉

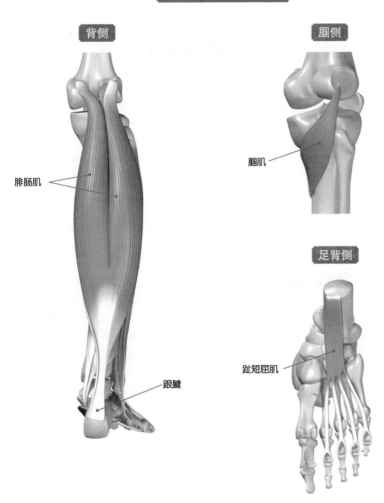

背侧

腘侧

腓肠肌

腘肌

足背侧

趾短屈肌

跟腱

第四章 肌肉的结构和功能

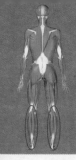

腓肠肌、比目鱼肌、跖肌

· 腓肠肌 非常发达，也就是我们平时看到的小腿肚，下方一直延伸至脚跟，与比目鱼肌一同构成跟腱。与踝关节和膝关节的屈曲相关。

· 比目鱼肌 与腓肠肌共同构成人体最强健的肌腱——跟腱。跟腱一旦断裂，腓肠肌和比目鱼肌都无法发挥作用。比目鱼肌是一块强健的跖屈肌，但只跟踝关节的运动有关。

· 跖肌 位于腓肠肌和比目鱼肌之间，是一条细长的肌肉，随着成长不断退化。与踝关节的屈曲有关。

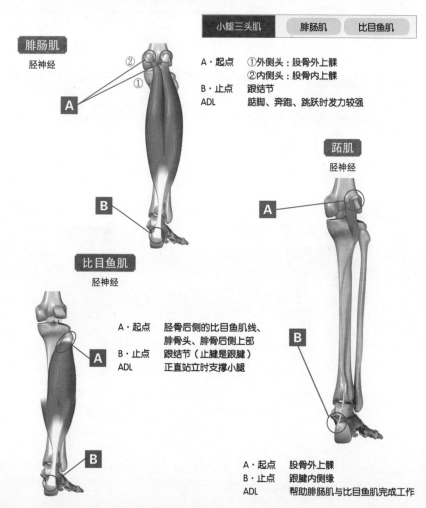

| 小腿三头肌 | 腓肠肌 | 比目鱼肌 |

腓肠肌

胫神经

A · 起点	①外侧头：股骨外上髁
	②内侧头：股骨内上髁
B · 止点	跟结节
ADL	踮脚、奔跑、跳跃时发力较强

跖肌

胫神经

比目鱼肌

胫神经

A · 起点	胫骨后侧的比目鱼肌线、腓骨头、腓骨后侧上部
B · 止点	跟结节（止腱是跟腱）
ADL	正直站立时支撑小腿

A · 起点	股骨外上髁
B · 止点	跟腱内侧缘
ADL	帮助腓肠肌与比目鱼肌完成工作

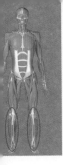

腘肌、胫骨前肌、腓骨长肌

· **腘肌** 位于膝盖后侧，形状扁平，起辅助内侧腿肌的作用。与膝关节的屈曲和胫骨的内旋有关。

· **胫骨前肌** 位于小腿前侧，呈长条形，很容易摸到。与髁关节的背屈有关。

· **腓骨长肌** 比较发达，可以使足外翻。如果腓骨长肌不够发达，足部就会呈内翻的状态。同时，腓骨长肌还有跖屈髁关节的作用。

腘肌

胫神经

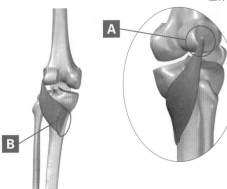

A·起点 股骨外侧髁
B·止点 胫骨上后面
ADL 屈膝关节时可以对后十字韧带起辅助作用

胫骨前肌

腓深神经

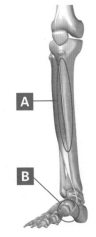

A·起点 胫骨外侧面、小腿骨间膜
B·止点 内楔骨、第一跖骨底部
ADL 滑雪、滑冰以及前倾走路或重心放在足外侧时作用明显

腓骨长肌

腓浅神经

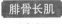

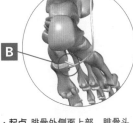

A·**起点** 腓骨外侧面上部、腓骨头
B·**止点** 内楔骨、第一跖骨底
ADL 将重心放在脚内侧，光脚走路可以锻炼腓骨长肌。在凹凸不平的路面上行走时作用明显

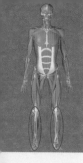

腓骨短肌、第三腓骨肌、趾长伸肌

· **腓骨短肌**　是使足外翻的主要肌肉，可以辅助跖屈髁关节，还能够保持足底纵弓的结构稳定。

· **第三腓骨肌**　趾长伸肌的分支。与足部背屈和外翻有关。

· **趾长伸肌**　对保持背屈肌和跖屈肌的平衡有重要作用。与第二至第五趾的伸展背屈髁关节、足部外翻有关。

腓骨短肌
腓浅神经

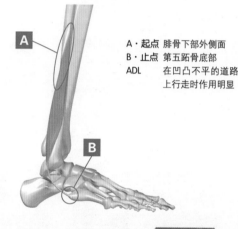

A·**起点**　腓骨下部外侧面
B·**止点**　第五跖骨底部
ADL　　　在凹凸不平的道路
　　　　　上行走时作用明显

第三腓骨肌
腓深神经

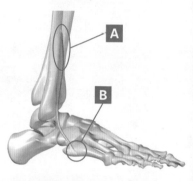

A·**起点**　腓骨前下部
B·**止点**　第五跖骨底部
ADL　　　站立在倾斜面上保持平衡时起作用

趾长伸肌
腓深神经

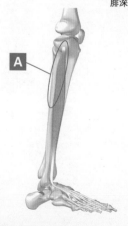

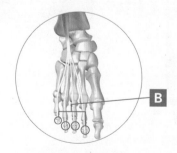

A·**起点**　胫骨外侧面、腓骨前缘、小腿骨间膜
B·**止点**　第二至第五中节趾骨、远节趾骨背侧面
ADL　　　上台阶、踮脚时起辅助作用

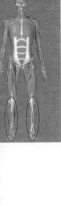

胫骨后肌、拇长伸肌、拇长屈肌

· **胫骨后肌** 纵贯小腿中央部，是一条被趾长屈肌所覆盖的深层肌肉。与胫骨前肌、趾长伸肌同时发炎被称为外胫炎。与足跖屈和内翻有关。

· **拇长伸肌** 起点位于腓骨中央，肌腹被两侧的肌肉所覆盖，无法从表面观察到。与伸拇指（IP关节）、背屈髁关节有关。

· **拇长屈肌** 位于小腿三头肌深侧，肌肉强健，可以防止拇指外翻，同时是拇指的屈肌（IP关节）。

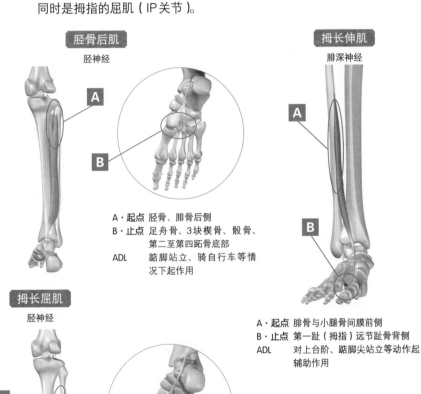

胫骨后肌

胫神经

A · **起点** 胫骨、腓骨后侧
B · **止点** 足舟骨、3块楔骨、骰骨、第二至第四跖骨底部
ADL　踮脚站立、骑自行车等情况下起作用

拇长屈肌

胫神经

A · **起点** 腓骨后下部
B · **止点** 第一趾（拇指）远节趾骨底
ADL　步行时起作用，与奔跑、跳跃等动作也有关系

拇长伸肌

腓深神经

A · **起点** 腓骨与小腿骨间膜前侧
B · **止点** 第一趾（拇指）远节趾骨背侧
ADL　对上台阶、踮脚尖站立等动作起辅助作用

161

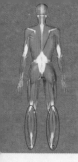

趾长屈肌、拇短屈肌、小趾展肌

- **趾长屈肌** 位于胫骨后侧，被腓肠肌、比目鱼肌等强健的肌肉覆盖，与第二至第五趾的屈曲（DIP关节）及踝关节跖屈有关。

- **拇短屈肌** 被拇展肌覆盖的深层肌肉，与拇指近节趾骨的屈曲（MP关节）有关。

- **小趾展肌** 位于足外侧缘的浅层肌肉，与第五趾（小指）的外展和屈曲有关。

趾长屈肌

胫神经

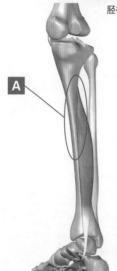

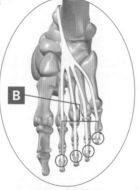

A·**起点** 胫骨后侧中央部
B·**止点** 第二至第五趾的远节趾骨底
ADL 登山及体操平衡木运动时起作用

拇短屈肌

足底外侧神经、足底内侧神经

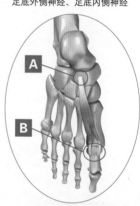

A·**起点** 骰骨、楔骨
B·**止点** 第一趾近节趾骨底两侧
ADL 与拇长屈肌一起实现拇指屈曲，并保持动作的平衡

小趾展肌

足底外侧神经

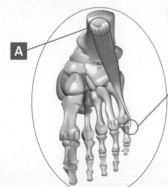

A·**起点** 跟结节、内侧隆起
B·**止点** 第五趾（小指）近节趾骨底外侧
ADL 形成足外侧缘的隆起

趾短屈肌、拇展肌、蚓状肌

· **趾短屈肌**　位于足底中央位置的表层，被足底筋膜覆盖。与第二至第五趾的屈曲（PIP关节）有关。

· **拇展肌**　位于拇指内侧（足底浅层），负责第一趾（拇指）的外展。

· **蚓状肌**　与足底方肌相同，位于足底中央的位置，体积较小。负责第二至第五趾的屈曲（MP关节）、DIP、PIP关节的伸展。

趾短屈肌

足底内侧神经

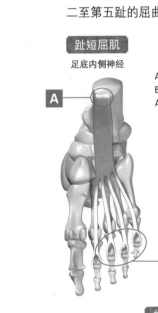
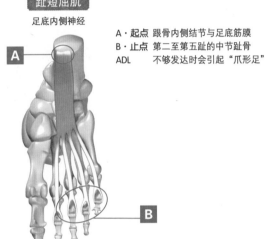

A·**起点**　跟骨内侧结节与足底筋膜
B·**止点**　第二至第五趾的中节趾骨
ADL　　　不够发达时会引起"爪形足"

拇展肌

足底内侧神经

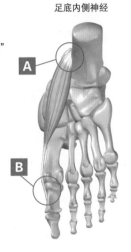

A·**起点**　拇指隆起、屈肌支持带、
　　　　　足底筋膜
B·**止点**　拇指近节趾骨内侧
ADL　　　保持足弓稳定

蚓状肌

足底外侧神经、足底内侧神经

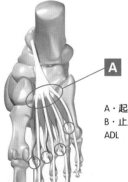

A·**起点**　趾长屈肌腱
B·**止点**　第二至第五趾的指长伸肌腱
ADL　　　蚓状肌常有缺损或重叠的情况，
　　　　　所以每个人的蚓状肌看上去形状
　　　　　都不尽相同

第四章　肌肉的结构和功能

163

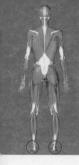

足底方肌、趾短伸肌、拇短伸肌

· **足底方肌**　位于足外侧深层位置，拥有内外侧头两个肌头。可以辅助第二至第五趾（PIP关节）的屈曲。

· **趾短伸肌**　是足背有肌腹的肌肉之一（另两块是拇短伸肌和背侧骨间肌），负责第二至第四趾的伸展。

· **拇短伸肌**　形似纺锤，直接附着在骨上，可以直接使拇指伸展（MP关节）。

足底方肌

足底外侧神经

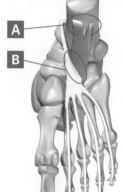

A · **起点**　跟骨外侧缘、内侧缘
B · **止点**　趾长屈肌腱
ADL　　　如果足底方肌不够强壮，就会引发肌筋膜疼痛症候群

趾短伸肌

腓深神经

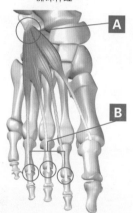

A · **起点**　跟骨背侧
B · **止点**　第二至第四趾的趾长伸肌腱
ADL　　　背屈踝关节时会形成一个隆起的小包

拇短伸肌

腓深神经

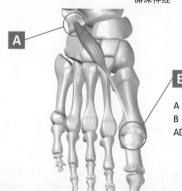

A · **起点**　跟骨背侧
B · **止点**　第一趾（拇指）近节趾骨底
ADL　　　过度使用时容易引发腱鞘炎

第五章

内脏的结构和功能

消化系统概述

　　我们为了维持身体、保障生命，需要从食物中摄取多种营养元素。消化系统就是由多个可以将食物中有用的养分分解、吸收，并将不用的废物排出体外的器官构成的。消化系统分为消化管和能够分泌多种消化液的消化腺，其中人的消化道全程（从口到肛门）约10m长。

🔵 什么是消化和吸收？

　　人体并不能将有营养的食物直接吸收进体内，而是要将食物分解成氨基酸、单糖、脂肪酸等小分子，再将这些微小的分子吸收进体内。食物被分解成为小分子的过程被称为消化，将消化分解后产生的小分子纳入人体的过程被称为吸收。

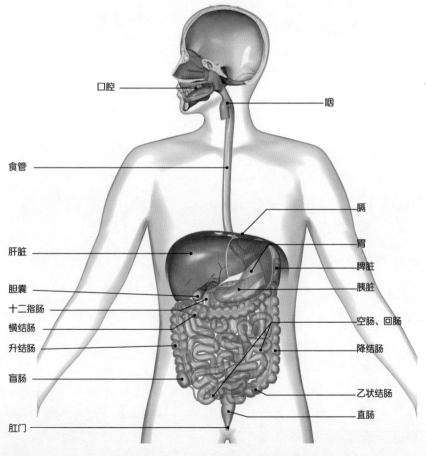

口腔

咽

食管

膈

胃

脾脏

肝脏

胰脏

胆囊

十二指肠

空肠、回肠

横结肠

升结肠

降结肠

盲肠

乙状结肠

直肠

肛门

▌机械消化与化学消化

·机械消化是指通过牙齿咀嚼或消化器官的运动，凭借机械的力量将食物破碎成小块的消化方式。

·化学消化是指利用胃液与胆汁等含有消化酶的消化液将食物分解成为分子级别的消化过程。

一般来说，我们在咀嚼食物时，会将唾液拌入食物中。唾液中的淀粉酶可以对食物进行一定的化学消化。在胃、肠等处也是同样，食物一方面因为胃肠蠕动而接受机械消化，一方面又在消化液的作用下进行化学消化。所以在很多情况下，食物的机械消化与化学消化是同时进行的，这可以使消化效率更高，过程更为流畅。

▌消化吸收的过程（参考下图）

❶ 口腔～食管

食物在口腔内被牙齿咀嚼的同时与唾液混合，被咽下后，通过咽部和食管的收缩与舒张被送至胃部。

❷ 胃部

食物进入胃后，在胃部蠕动和含有盐酸的胃液作用下，同时进行机械消化与化学消化，在胃部停留的时间为1～3个小时。食物在胃中变成较浓稠的糊状，经胃部幽门进入十二指肠。

❸ 十二指肠

被胃部送出的食物与胆汁（肝脏分泌）和胰液（胰脏分泌）混合，进行进一步消化。脂质就是在十二指肠被乳化的。

❹ 小肠

在小肠中，蛋白质被分解成氨基酸，糖分被分解成单糖类，然后再被小肠绒毛吸收进入人体。食物通过小肠的时间是3~4个小时，唾液、胃液、胆汁、胰液等消化液的水大部分在小肠被重新吸收。

❺ 大肠

大肠可以吸收食物纤维等未被吸收的食物残渣中所含有的水，并将其他的食物残渣制成大便。大便被储存在直肠内，当量积攒到一定程度时统一排出体外。

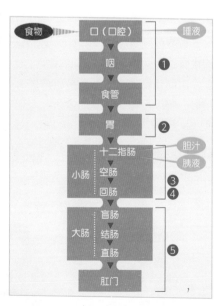

167

消化管的结构与功能

从口腔至肛门，食物在人体内经过的长约9m的通道被称为消化管。食物之所以能被从口腔送到胃部，再通过弯曲的小肠移动到消化管末端，都得益于消化管进行的蠕动等运动。在消化管中，从食管至直肠的部分结构都是统一的。

食管截面图

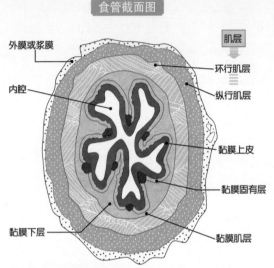

外膜或浆膜
内腔
黏膜下层

肌层
环行肌层
纵行肌层
黏膜上皮
黏膜固有层
黏膜肌层

● 消化管的基本结构

食管的肌层从咽部的骨骼肌开始，途中出现平滑肌，从食管末端三分之一开始至直肠则全部都由平滑肌构成。消化管的肌层包括内侧的环行肌层以及与消化管走向平行的纵行肌层两层。但是胃比较特殊，除了这两层之外，还有一层斜行肌层，共有3层肌层。

■ 蠕动运动的原理

食管可以通过自身的收缩与舒张挤压食物前进。当环行肌收缩时，收缩位置的食管就会变细，而纵行肌收缩时，所在位置就会变粗。两种肌肉连续交替收缩，食管内的食物就会被慢慢挤压前进（远侧）。由于消化管的这种运动方式与蚯蚓类似，所以被称为"蠕动运动"。不仅是食管，消化管的每部分基本都会进行这样的运动。

胃部的蠕动运动

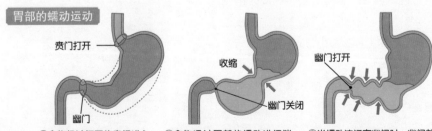

贲门打开
幽门
①食物经过打开的贲门进入胃部。

收缩
幽门关闭
②食物通过胃部的蠕动进行消化。越靠近幽门的位置消化作用越强。

幽门打开
③当蠕动波远离幽门时，幽门就会打开，将胃中的食物一点点地送入十二指肠。

口腔的结构与功能

食物在口腔中与唾液混合，并通过牙齿的咀嚼被切成小块，经由咽部和食管被送入胃部。所以，口腔是消化管的入口。同时，口腔还与呼吸、发声等作用有关，是一个功能多样的器官。

口腔的结构

口腔就是我们平时所说的"嘴里"，包括口腔内的空间以及唇、齿、舌、腭等周边器官，前方通过唇与外界相接，后方通过咽门与咽部相通。

口腔的侧壁为颊，下部有一块由肌肉构成的舌。舌在口腔内的灵活运动不仅与食物的消化有关，还与我们发声有极重要的关系。口腔的上盖被称为腭，后部约三分之一的位置并无坚硬的骨覆盖，所以被称为软腭。软腭可以在食物吞咽时堵塞后鼻孔，防止食物进入鼻腔。下排牙齿生长在可动的下颌处，下颌的上下运动可以将食物切碎、磨碎，这一过程被称为咀嚼。

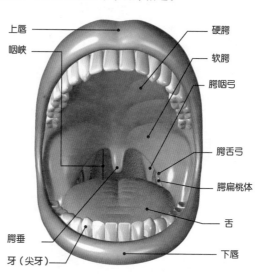

上唇　　硬腭
咽峡　　软腭
　　　　腭咽弓
　　　　腭舌弓
　　　　腭扁桃体
　　　　舌
腭垂　　下唇
牙（尖牙）

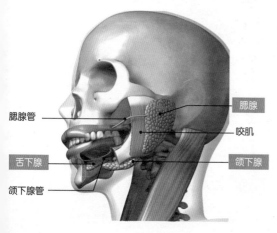

腮腺管　　腮腺
　　　　咬肌
舌下腺　　颌下腺
颌下腺管

▌咀嚼和唾液

口腔周围有腮腺、颌下腺、舌下腺3个大唾液腺，它们能够分泌大量的唾液，可以让咀嚼的效率更高。舌表面及口腔黏膜处存在有若干小唾液腺，可以对咀嚼与吞咽动作起到辅助作用。此外，唾液还有引出食物的香味、刺激味觉等作用。

牙的结构

　　牙齿是咀嚼过程中必不可少的口腔内器官。成人的牙齿可以分为4种，共32颗，被称为恒牙。牙齿表面被坚硬的牙釉质所覆盖，本体为牙质，牙根附近为牙骨质。牙是人体最坚硬的器官。

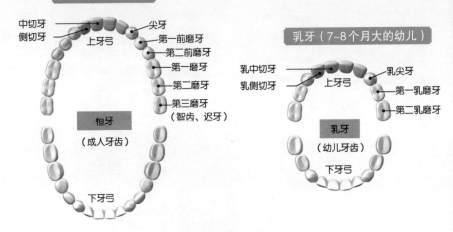

恒牙的排列与分类

中切牙
侧切牙
尖牙
上牙弓
第一前磨牙
第二前磨牙
第一磨牙
第二磨牙
第三磨牙
（智齿、迟牙）

恒牙
（成人牙齿）

下牙弓

乳牙（7~8个月大的幼儿）

乳中切牙
乳侧切牙
上牙弓
乳尖牙
第一乳磨牙
第二乳磨牙

乳牙
（幼儿牙齿）

下牙弓

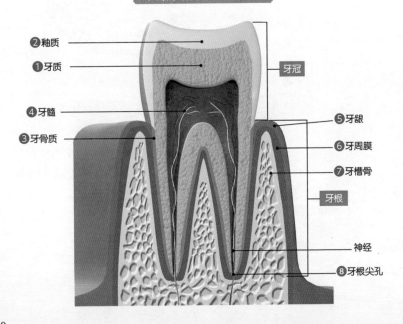

牙齿的结构（纵截面图）

❷釉质
❶牙质
❹牙髓
❸牙骨质

牙冠

❺牙龈
❻牙周膜
❼牙槽骨

牙根

神经
❽牙根尖孔

牙齿排列与分类

◆**成人恒牙** 根据形状不同，恒牙可以分为切牙、尖牙、前磨牙、磨牙4种，从中央向两侧，每种8颗，共4种，呈对称排列，上下牙齿排列相同。在口腔靠前的位置负责切断食物的是切牙，尖端锋利的是尖牙，表面较平、有若干隆起、适合磨碎食物的是磨牙。各种牙齿在咀嚼过程中所担任的任务各不相同。第三磨牙一般在青春期之后才会萌发，也有很多人一生也不会萌发。

◆**幼儿乳牙** 出生7～8个月的幼儿的乳牙共有20颗，从前至后对应恒牙的中切牙、侧切牙、尖牙、第一前磨牙和第二前磨牙，分别是乳中切牙、乳侧切牙、乳尖牙、第一乳磨牙和第二乳磨牙。在6岁左右时，第一颗恒牙萌发（第一磨牙），约到12岁时，乳牙全部被恒牙代替。

牙根深埋在牙槽骨中，通过由致密性结缔组织构成的牙周膜以"嵌合"的方式连结。

牙齿结构

❶**牙质** 位于釉质和牙骨质内部，形状与牙齿相同。比牙骨质坚硬，比釉质软，钙元素占70%。牙质由牙髓腔中的成牙质细胞产生，进入成年后形成过程依然不会停止。

❷**釉质** 覆盖于牙冠表面，是人体中最为坚硬的半透明乳白色组织。釉质由成釉细胞产生，釉质在萌发之前就已经形成完毕，成釉细胞随之消失，所以不能像其他细胞一样再生。

❸**牙骨质** 覆盖于牙根部的牙质外侧，占牙齿的三分之二，埋于牙龈之内，是3种组织中最为柔软的一种。钙元素占60%，与骨的结构和性质类似。通过周围的牙周膜发出的夏氏纤维与牙槽骨紧密相连，将整颗牙齿固定在上下颌骨上。

❹**牙髓** 充满牙质内部，除神经纤维之外，还有血管、淋巴管等通过，可以为牙质提供营养物质。排列在牙髓周边的成牙质细胞所形成的细小突起可以深入牙质内部。

❺**牙龈** 属于口腔黏膜的一部分，也被称为牙肉。

❻**牙周膜** 连结牙齿和牙槽骨的结缔组织，大部分由胶原纤维构成。

❼**牙槽骨** 包裹牙根，骨体与牙齿相连，属于上下颌骨的一部分。

❽**牙根尖孔** 位于牙齿底部，是神经和血管出入牙齿的开口。

咽喉的结构与作用

　　咽喉包括连结口腔与食管的咽部以及连结鼻腔和器官的喉部两部分。咽部既是食物经过的通道，也是空气的通道。但当咀嚼完的食物下咽时，会厌关闭，可以防止食物误入气管。

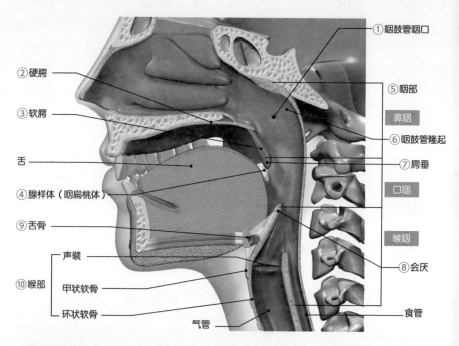

①咽鼓管咽口	连接中耳和咽部的咽鼓管在咽部一侧的开口
②硬腭	占据腭前部三分之二的位置，表面被黏膜覆盖，深侧为上颌骨与腭骨
③软腭	位于硬腭后部，较为柔软，可以防止食物在下咽时进入鼻腔
④腺样体（咽扁桃体）	位于咽部上端，被圆盖覆盖（属于淋巴系统）
⑤咽部	位于消化管最上部，连结口腔与食管
⑥咽鼓管隆起	咽鼓管咽口上方因软骨而隆起的部位
⑦腭垂	位于软腭后侧中央的下垂部位
⑧会厌	可以掩盖喉部入口的软骨组织，可以防止饮食进入气管
⑨舌骨	位于舌根下方、甲状软骨上方，呈U字形
⑩喉部	·声襞　位于咽腔的声带韧带处，被黏膜覆盖而形成的皱襞 ·甲状软骨　喉部最大的软骨，成年男子的喉结就是由这块软骨形成 ·环状软骨　构成喉部的软骨之一，位于咽部最下端，与甲状软骨一起构成环甲关节

咽部的结构和作用（参照上页图）

咽部是连结口腔与食管的通道，属于消化管的一部分，同时也是鼻腔和肺之间的通路——喉部的入口，是允许空气通过的呼吸器官。咽部有许多肌肉，拥有发声和下咽等多种功能。

❶鼻咽　从鼻腔后部至会厌，咽鼓管咽口开口于此，周围有咽鼓管扁桃体、腺样体等多个淋巴组织。

❷口咽　张大口时可以看到，是食物通往食管的通路。

❸喉咽　位于咽喉最深处，是与食管直接相连的部分。喉部位于喉咽前方，是形成"喉结"的位置。

■ 食物的吞咽

将食物咽下的过程被称为吞咽，咀嚼后的食物从口腔进入食管内的过程如下图所示。吞咽的过程可以分为三个阶段，第一阶段是口腔期，第二阶段是咽喉期，第三阶段是食管期。第一阶段是可以有意识进行的随意运动，但第二、第三阶段受吞咽中枢控制，属于不随意运动。

■ 误咽是什么？

随着年龄增长，咽喉周围的肌肉出现退化，食物因此而进入气管的现象被称为误咽，除此之外还可能会出现吞咽障碍等问题。虽然误咽后的大多数情况都可以通过咳嗽等方式将食物排出气管，但是食物或饮料进入支气管或肺中，就有可能会引发误咽性肺炎，需要高度重视。

口腔期（第一阶段）

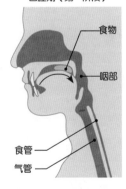

①口腔期　随意运动
咀嚼后的食物被送往舌后方，然后被送入咽部。随后，舌根将咽部与喉部的连接处堵塞，防止食物团块逆流。

咽喉期（第二阶段）

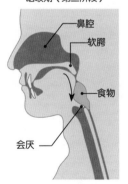

②咽喉期　不随意运动
食物团块从咽部被送往食管。软腭上抬，堵塞通往鼻腔的通道，会厌下压，防止误咽。

食管期（第三阶段）

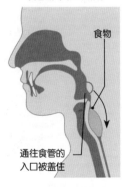

③食管期　不随意运动
食物团块在食管蠕动运动的作用下被送往胃中，大概花费数秒到十余秒的时间。此时食管的入口被堵塞，可以防止食物的逆流。

食管的结构与功能

食管始于喉部后侧，贯穿胸部中央，从气管后侧经心脏后侧，穿过膈后连结至胃。直径约2cm，长约25cm，是食物通往胃的通道。食管的结构与其他消化管相同，都是由黏膜、肌层、外膜3层结构构成。为了防止咀嚼不充分的食物划伤，食管内侧被厚厚的多层扁平上皮覆盖，这在消化管中是独一无二的。

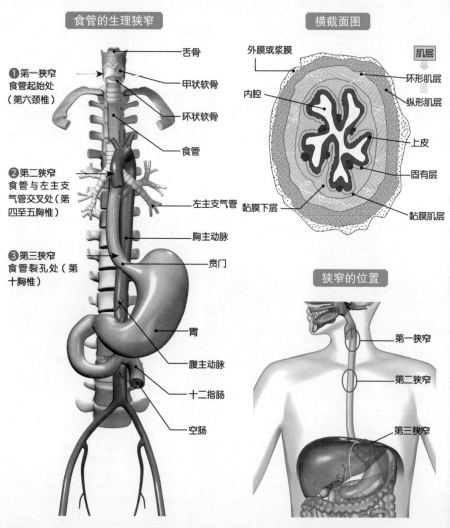

食管的生理狭窄

❶ 第一狭窄
食管起始处
（第六颈椎）

❷ 第二狭窄
食管与左主支气管交叉处（第四至五胸椎）

❸ 第三狭窄
食管裂孔处（第十胸椎）

舌骨
甲状软骨
环状软骨
食管
左主支气管
胸主动脉
贲门
胃
腹主动脉
十二指肠
空肠

横截面图

外膜或浆膜
内腔
黏膜下层

肌层
环形肌层
纵形肌层
上皮
固有层
黏膜肌层

狭窄的位置

第一狭窄
第二狭窄
第三狭窄

食管的生理狭窄

食管有3处明显的狭窄部分，被称为食管的生理狭窄。这3处狭窄是食物容易滞留和食道癌的易发部位。

❶第一狭窄（食管起始处） 从喉咽至食管的连接部分，在上括约肌（横纹肌）的收缩下出现狭窄。

❷第二狭窄（食管与左主支气管交叉处） 被主动脉弓和左主支气管压迫而产生，也被称为主动脉狭窄。

❸第三狭窄（食管裂孔处） 食管从食管裂孔处穿过膈的部分。

食管的蠕动运动

食管并不只是食物从口腔进入胃部时的通道，它可以通过自身的蠕动运动将食物送向胃部。

蠕动运动指的是食管壁上的环形肌层依次收缩，可以将饮食压向胃部。在蠕动运动的作用下，即使是躺着、倒立、甚至是在失重状态下，吃下的食物也不会出现逆流的情况。此外，食管内侧的黏膜可以分泌黏液，使食物的通过更为流畅。但是，食管分泌的黏膜并不包含消化酶。

食管的狭窄部位容易出现食物滞留的情况，同时也是食管癌的易发部位，日常需要注意食管是否有噎住等不适感。

食管的蠕动运动

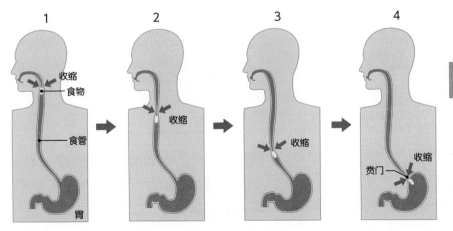

胃的结构和功能

　　胃位于上腹部左侧，膈的下方，是消化管中最为膨大的袋状器官。空腹时的胃容量仅有100mL，但在进食后可以达到1.2～1.5L，膨大数倍。胃部可以暂时储存食物，并通过蠕动运动和分节运动将食物和胃液充分搅拌，经过胃部消化的食物会变成粥状，从胃部幽门逐渐进入十二指肠。食物在胃部停留的时间会因食物性质而有所差异，一般来说，糖分的停留时间较短，脂质和蛋白质的停留时间较长，平均可达2～4个小时。

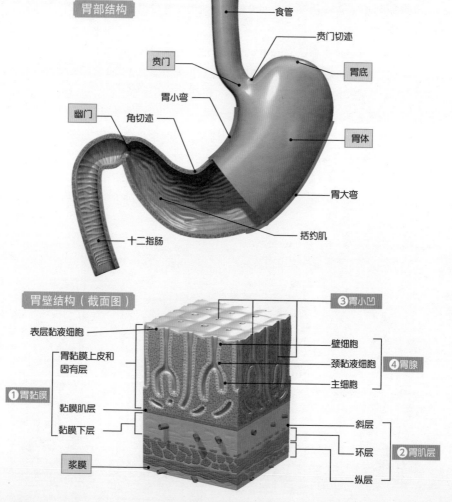

胃部结构

食管
贲门切迹
贲门
胃底
胃小弯
胃体
角切迹
幽门
胃大弯
十二指肠
括约肌

胃壁结构（截面图）

❸胃小凹
表层黏液细胞
壁细胞
胃黏膜上皮和固有层
颈黏液细胞
❹胃腺
主细胞
❶胃黏膜
黏膜肌层
黏膜下层
斜层
环层
❷胃肌层
浆膜
纵层

● 胃部结构

胃部的入口是贲门，与食管相连。出口为幽门，与十二指肠相连。贲门左上膨大的地方被称为胃底，中央部是胃体，胃体至幽门之间较细的部分被称为幽门部。贲门和幽门由括约肌构成。

右侧较短的一侧被称为胃小弯，左侧较长的一侧被称为胃大弯。从胃大弯处向胃与横结肠之间伸出一张大网膜，下垂覆盖与肠的前侧。大网膜上附有许多脂肪块，大网膜本身上有许多皱襞。

胃小弯处则伸出一张小网膜，止于肝脏的肝门处。

▌胃壁的结构与功能

胃壁分为黏膜、肌层、浆膜几层。胃内侧的黏膜上长有胃腺，可以分泌胃液等。胃腺由壁细胞、主细胞、颈黏膜细胞3种细胞构成，3种细胞形态各异，可以分别分泌黏液，且作用各不相同。

❶胃黏膜　从内向外依次是黏膜下组织、黏膜肌层、黏膜固有层、黏膜上皮。上面布满胃小凹，间隔1mm左右。胃小凹是分泌胃液的胃腺的开口。除了贲门部和幽门部之外，胃腺遍布胃底部和胃体部。

❷胃肌层　由纵层、环层、斜层3层平滑肌构成，可以通过反复的收缩与舒张将食物与胃酸搅拌均匀。

❸胃小凹的壁　与胃黏膜类似，可以分泌黏液，同时长有能够保护胃表面的黏液上皮细胞。这种细胞的寿命较短，只有4～7日，可以通过胃腺颈部干细胞的分裂不断补充。

❹胃腺的外分泌细胞（主细胞、颈黏液细胞）

·主细胞　分泌能够分解蛋白质的胃蛋白酶和胃蛋白酶原。胃蛋白酶原除了可以让蛋白质变性、防止腐败之外，还能够促进小肠的消化和吸收。主细胞多分布在胃腺的下半部分。

·颈黏液细胞　可以分泌黏蛋白，可以使胃壁免受盐酸侵蚀，保护胃壁不受盐酸的伤害。颈黏液细胞多分布于胃腺颈部。

小肠的结构和功能

　　小肠分为十二指肠、空肠、回肠几个部分。成年人的小肠全长共有6～7m，大部分是空肠和回肠。空肠占空、回肠全长的五分之二，回肠则占剩下的五分之三。小肠黏膜上布满绒毛，小肠绒毛能够提高消化和吸收营养素的效率。

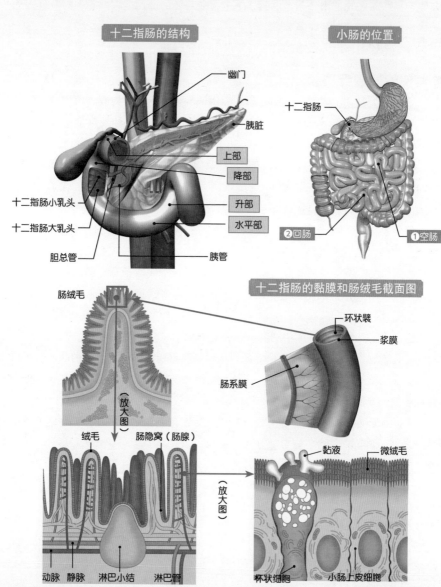

十二指肠的结构

- 幽门
- 胰脏
- 上部
- 降部
- 升部
- 水平部
- 十二指肠小乳头
- 十二指肠大乳头
- 胆总管
- 胰管

小肠的位置

- 十二指肠
- ❷回肠
- ❶空肠

十二指肠的黏膜和肠绒毛截面图

- 肠绒毛
- 环状襞
- 浆膜
- 肠系膜
- （放大图）
- 绒毛
- 肠隐窝（肠腺）
- （放大图）
- 黏液
- 微绒毛
- 动脉
- 静脉
- 淋巴小结
- 淋巴管
- 杯状细胞
- 小肠上皮细胞

十二指肠的结构和功能

◆**结构** 连结胃部幽门的十二指肠是小肠的起始部分，因与十二根指头的宽度相同而得名。但十二指肠的长度实际上要略长一些，绕胰脏的胰头部呈C字形弯曲。从近胃部开始依次是上部、降部、水平部、升部。十二指肠的升部与空肠相连。十二指肠降部的左侧与胰脏相接处有胆总管（胆囊发出）和胰管（胰脏发出）合流的开口，其周围的小隆起被称为十二指肠大乳头。

◆**功能** 从胃部送出的食物由于混合了胃酸，所以呈强酸性，容易在与幽门相接的十二指肠上部引发溃疡。为了保护十二指肠壁，十二指肠的腺体可以分泌碱性黏液，与胃酸进行中和，从而保护十二指肠黏膜。经过胃部消化的粥状食物在十二指肠部与胰液、胆汁（可以帮助脂质消化）混合，开始进行正式的消化。这些食物在小肠内最终被分解成容易吸收的状态。

空肠和回肠的结构与功能

空肠和回肠是小肠的主要部分，直径约为4cm，肠壁从内向外依次是黏膜、肌层、浆膜3层结构。肌层由纵行肌层和环形肌层构成。在肌层的作用下，小肠可以完成蠕动运动、分节运动、摆动运动，并通过这些运动方式将消化物送向前方。

❶**空肠** 肌层发达，肠壁较厚，蠕动运动强烈。

❷**回肠** 是小肠中最长的部分，肌层比空肠薄，对营养的吸收要慢于空肠，肠管也较细。

消化、吸收的原理

空肠和回肠可以将内部的食物分解成为最小的分子，或是易于吸收的大小，并将食物中的营养元素吸收入人体。

肠内壁上的黏膜上有许多环状皱襞，并且布满了细小的突起（即绒毛）。绒毛外侧被小肠上皮细胞覆盖，其中有许多能够分泌黏液的杯状细胞。小肠绒毛上还分布有一些微绒毛，可以使肠内壁的面积进一步增大，这样的结构可以提高消化吸收的效率。能够吸收营养成分的细胞是小肠上皮细胞，寿命约为一周，死亡的小肠上皮细胞会脱落在肠道内。肠腺中的一种干细胞可以形成新的小肠上皮细胞。黏膜上皮的深层处有细小的动脉、静脉以及淋巴管穿行。淋巴管在小肠形成多处淋巴小结，除了拥有免疫功能之外，还可以吸收脂质。

大肠的结构与功能

　　大肠上接小肠，下至肛门，包围在小肠外侧，是消化管最后的部分。大肠可以分为盲肠、结肠、直肠3部分。大肠能够吸收小肠送来的食物残渣与食物纤维中的水分，并将剩余的部分以粪便的形式排出。

大肠的结构

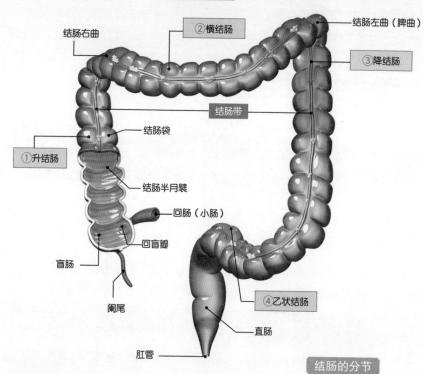

结肠右曲

②横结肠

结肠左曲（脾曲）

③降结肠

结肠带

结肠袋

①升结肠

结肠半月襞

回肠（小肠）

回盲瓣

盲肠

阑尾

④乙状结肠

直肠

肛管

①升结肠	吸收经小肠消化过的食物中的水分，使食物变成半流动状
②横结肠	继续吸收水分，使食物变成粥状
③降结肠	继续吸收水分，使食物变成黏稠的粥状
④乙状结肠	使食物残渣变成固体的粪便，并将粪便送往直肠

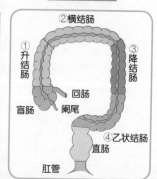

结肠的分节

②横结肠

①升结肠

③降结肠

回肠

盲肠

阑尾

④乙状结肠

直肠

肛管

大肠的结构

大肠与回肠（小肠）在回盲部相接，绕腹腔一周，终点与肛门相连。大肠可以分为形态与功能各异的3个部分。

右下腹部为盲肠，是大肠的起始部分，从起点回盲口（与回肠连接处）至盲肠末端，长度只有5～6cm。回盲口处长有回盲瓣，可以防止肠内物质倒流。盲肠一端有一段细长的阑尾，也称蚓突，含大量淋巴细胞。这段肠出现炎症就是我们常说的阑尾炎。

结肠在回盲口上方，几乎绕腹部一周，可以分为升结肠、横结肠、降结肠、乙状结肠4段。乙状结肠与下腹部中央的直肠相连。结肠可以吸收食物残渣中的水分，并将它们送往直肠。

结肠带的作用

结肠带位于结肠壁外侧，是由纵行肌构成的带状隆起，共有3条。在小肠等消化管处，环行肌和纵行肌完全包裹管腔，但结肠的纵行肌并未完全包裹管腔，而是汇集于3条带状结构。在没有结肠带的地方，纵行肌的含量是很少的，甚至完全不存在纵行肌。

结肠带的肌肉收缩时，结肠的整体长度会缩短，结肠带之前的肠壁会向外侧隆起，形成结肠袋（haustra coli）。在结肠内壁，每隔一定距离就能看到连结两条结肠带的结肠半月襞。在结肠半月襞的作用下，结肠袋被划分成多个小段，从外侧看上去像是多个小隆起。

排便与神经的关系

当大便在直肠内积聚，对肠壁的压力达到一定高度时，刺激就会传递给骶髓的排便中枢，产生排便反射。在排便反射的影响下，便意产生，肛门内括约肌（不随意肌）就会打开。另一方面，直肠内压力升高时，刺激也会传递给大脑，让人脑感受到便意。如果环境允许，肛门外括约肌（随意肌）就会打开，同时人体还能够通过气息调节腹部压力将粪便排出，进行排便（排遗）。

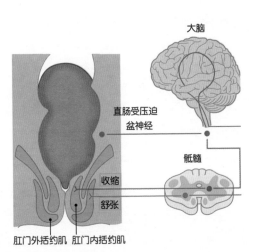

大脑

直肠受压迫
盆神经

骶髓

收缩

舒张

肛门外括约肌　肛门内括约肌

直肠与肛门的结构和功能

直肠是消化管的末端，可以将食物残渣转化成大便排出体外。当直肠中的大便积累到一定量时，肠道内部的压力就会升高，产生便意，促使排便。

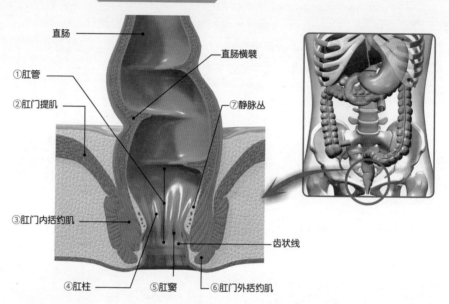

①直肠与肛门截面图

- 直肠
- 直肠横襞
- ①肛管
- ②肛门提肌
- ⑦静脉丛
- ③肛门内括约肌
- 齿状线
- ④肛柱
- ⑤肛窦
- ⑥肛门外括约肌

①肛管	位于直肠下段、肛门上端，较细。由肛门内括约肌、肛门提肌、肛门外括约肌构成
②肛门提肌	支持肛门周边，形成骨盆隔膜。有支撑盆腔内脏、排遗、排尿的作用。女性的肛门提肌还与阴道收缩、分娩等有关
③肛门内括约肌	属于肛管壁肌层，是内侧的环行肌较厚且发达的部分，有关闭肛门的作用，是能受意识控制进行收缩的随意肌
④肛柱	位于肛门缘内腔，是锯齿状起伏中凸起的部分
⑤肛窦	位于肛门缘内腔，是锯齿状起伏中下凹的部分。有能分泌黏液的肛门腺，可以润滑大便
⑥肛门外括约肌	围绕肛门周围，是控制肛门开闭的肌肉中位于外侧的一层。受自律神经控制，属于不随意肌
⑦静脉丛	位于肛门周围，是静脉聚集的地方

直肠和肛门的结构

直肠是乙状结肠下方的一段大肠，是消化管的末端，位于下腹部中央、骶骨之前，长约20cm，末端通过肛门与外界相通。

直肠后端、肛门之前3cm的一段区域被称为肛管。虽然直肠及之前的消化管外侧都有纵行肌层，但肛门处并无纵行肌层，仅有环行肌（肛门内括约肌）。再下方为肛门外括约肌（横纹肌），这两块括约肌可以通过收缩和舒张来控制排便。

肛管内侧被黏膜覆盖，黏膜隆起的部分被称为肛柱，肛柱下方肛门外括约肌以下的部分就是肛门。各肛瓣和肛柱的下段形成锯齿状的环形线，称为齿状线（肛皮线）。被黏膜覆盖的直肠部分受自律神经的支配，并无痛感。但肛门部受脊神经支配，可以感受到痛觉。

肛门处静脉集中，也是容易因痔疮等原因出现出血症状的部位。被黏膜覆盖的直肠部分虽然不会因内痔而感受到痛感，但齿状线以下的部分则会因外痔而感到痛感。

■直肠的位置和男女结构差异（参照下图）

从前方看，直肠是垂直向下的。但从侧面看，我们就能发现直肠其实是沿髂骨的形状向后弯曲的，其前方为膀胱。男性直肠前方有前列腺，女性直肠的前方则有阴道和子宫等组织和器官。直肠壁与其他消化管相似，都由黏膜、肌层、浆膜3层构成，但肛门处没有纵行肌。直肠上部被腹膜所覆盖，腹膜可以一直延伸至膀胱（男性）或子宫（女性）。

直肠和子宫之间的腹膜腔被称为道格拉斯窝（子宫直肠凹陷）。虽然这一结构仅存在于女性体内，但为了称呼上的方便，我们将男性直肠和膀胱之间的腹膜下陷部（直肠膀胱凹陷）也称为道格拉斯窝。

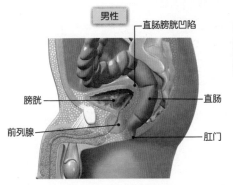

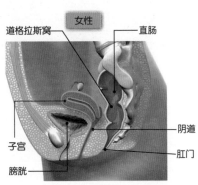

肝脏的结构和功能

　　肝脏位于右上腹部，重1～1.5kg，是人体内最大的脏器。肝脏前面（膈面）中央的位置有一条矢状走行的镰状韧带，它将肝脏划分为左右两叶。肝脏可以分解肝门静脉送来的营养素，此外还有营养合成和解毒等功能。

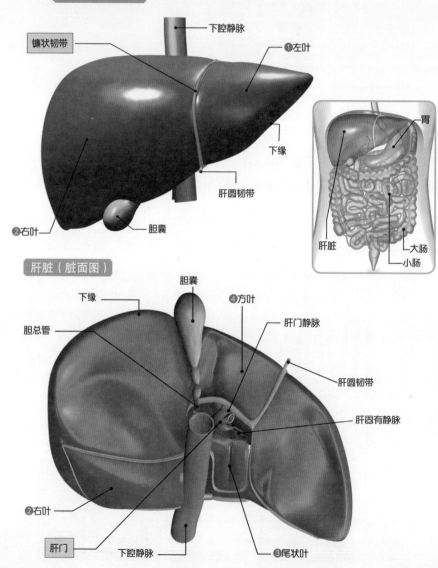

肝脏（前面图）

下腔静脉

镰状韧带

❶左叶

下缘

肝圆韧带

❷右叶

胆囊

胃

肝脏

大肠

小肠

肝脏（脏面图）

下缘

胆囊

❹方叶

肝门静脉

胆总管

肝圆韧带

肝固有静脉

❷右叶

肝门

下腔静脉

❸尾状叶

● 肝脏的结构

◆**位置**　肝脏位于右上腹部肋骨以下的位置，上接膈，下靠胃与十二指肠，呈三角锥状，是人体内最大的脏器。肝脏表面基本被腹膜所覆盖，由于充满血液，所以呈赤褐色。

◆**结构**　肝脏后端中央部有下腔静脉通过，下侧中央部有一处肝门，可以容肝动脉与胆管通过。一般的脏器共有一条流入的动脉和一条流出的静脉，但肝脏还另有"肝门静脉"流入。

流淌在肝门静脉中的静脉血从肠和脾脏收集了丰富的营养成分，然后流向肝脏。由于肝门静脉中的血液几乎不含氧气，所以肝脏还有另外一条流入的肝动脉，可以直接从主动脉中获得大量的动脉血，从而弥补氧气的不足。肝脏共有3条肝门静脉，它们在肝脏中汇成一条肝静脉，将血液从肝脏中送出。

除了肝门静脉之外，肝门处还有肝固有动脉（胃肝脏自身输送营养和氧气）、肝总管（将肝脏生产出的胆汁送往胆囊）、淋巴管、神经等通过。肝门静脉、肝动脉、胆管合称为"Glisson系统"（详见186页），负责血液和胆汁的运输。

▌肝脏的功能

肝脏功能非常多，可以制造胆汁，进行蛋白质、脂质、维生素、激素的代谢，合成血浆蛋白质，储藏血液，解毒。例如，肝脏可以将葡萄糖以糖原的形式进行短期的储存，从而稳定血糖值；将氨基酸合成为蛋白质并释放入血液中；将氨合成为无害的尿素；将脂肪酸、胆固醇合成为脂质。

如果细究，肝脏的功能可达到500种以上。据说即使穷尽现在人类智慧，也无法制造出一个功能与肝脏相同的化工厂。

▌肝脏的4个叶（参照上页图）

肝脏膈面的镰状韧带将肝脏划分为较小的❶左叶和较大的❷右叶。从底面来看，右叶和左叶之间还有❸尾状叶和❹方叶。这4个肝叶中央为肝门。从正前方看，尾状叶和方叶隐于右叶中。肝脏内的血管和胆管更靠近左叶。

▌肝小叶

　　肝小叶是直径1mm的六角形组织，是肝脏的基本结构单位。肝小叶周围有"Glisson系统"，内有小叶间动脉（从肝固有动脉中获取动脉血）、小叶间静脉（从肝门静脉中获取静脉血）、小叶间胆管（从毛细胆管中获取胆汁），它们被一种名为"Glisson囊（格利森氏囊）"的小叶间结缔组织包裹。构成肝小叶的细胞被称为肝细胞，肝小叶的中心为中央静脉。肝细胞以中央静脉为中心，呈放射状排列成板状，构成肝索。

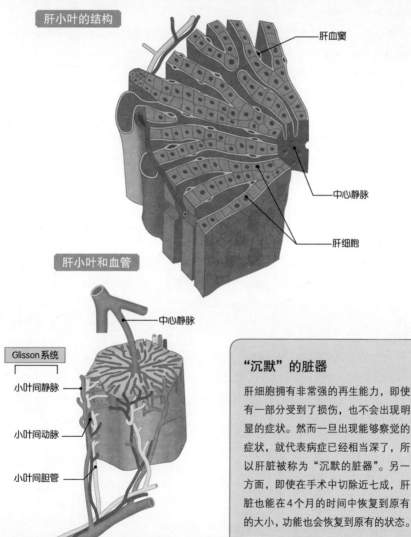

肝小叶的结构

肝血窦

中心静脉

肝细胞

肝小叶和血管

中心静脉

Glisson系统

小叶间静脉

小叶间动脉

小叶间胆管

"沉默"的脏器

肝细胞拥有非常强的再生能力，即使有一部分受到了损伤，也不会出现明显的症状。然而一旦出现能够察觉的症状，就代表病症已经相当深了，所以肝脏被称为"沉默的脏器"。另一方面，即使在手术中切除近七成，肝脏也能在4个月的时间中恢复到原有的大小，功能也会恢复到原有的状态。

胆囊的结构与功能

　　胆囊可以暂时储存和浓缩胆汁，并在适当的时候将胆汁释放到十二指肠中。胆汁可以帮助脂肪的消化。

● 胆囊和输胆管道

　　胆囊位于肝脏（右上腹部）右叶下方，长7～10cm，形似鸭梨，可以浓缩和暂存胆汁。胆囊较膨大的一侧是底部（胆囊底），中央为体部（胆囊体），较细的部分为颈部（胆囊颈）。连结胆囊颈的螺旋状管道（胆囊管）与肝总管相连。肝左管、肝右管合并成为肝总管，肝总管与胆囊管合并成为胆总管。胆总管从胰头进入胰脏内部后与胰管合并，开口于十二指肠壁上的十二指肠大乳头。

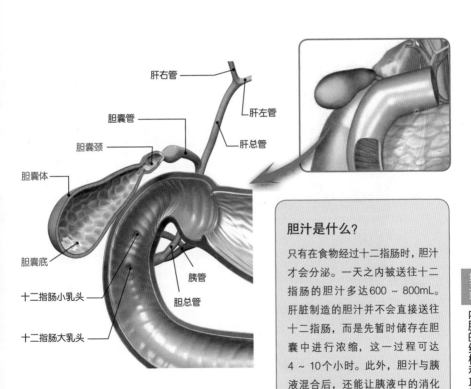

肝右管
胆囊管
胆囊颈
胆囊体
胆囊底
十二指肠小乳头
十二指肠大乳头
肝左管
肝总管
胰管
胆总管

胆汁是什么？

只有在食物经过十二指肠时，胆汁才会分泌。一天之内被送往十二指肠的胆汁多达600～800mL。肝脏制造的胆汁并不会直接送往十二指肠，而是先暂时储存在胆囊中进行浓缩，这一过程可达4～10个小时。此外，胆汁与胰液混合后，还能让胰液中的消化酶更具活性。

脾脏的结构和功能

　　脾脏大小与拳头相似，结构与海绵类似，质地柔软，位于左肾上方。从脾动脉获取动脉血，通过脾静脉将静脉血送出，此外还有一条较粗的肝门静脉将部分血液送往肝脏。脾脏大致可分为红脾髓和白脾髓两种结构，是一个暗紫色的圆形器官。

● 脾脏的功能

　　❶**红脾髓**　可以过滤衰老的红细胞等废物。红脾髓还可以检查红细胞的状态，可以将出现异常、衰老、受伤的红细胞破坏。除此之外，红脾髓能起到储存血液成分（特别是白细胞和血小板）的作用。

　　❷**白脾髓**　属于免疫系统的一部分，由淋巴球（白细胞）构成，淋巴球可以产生抗体（当异物入侵时能够起到保护作用的特殊蛋白质）。

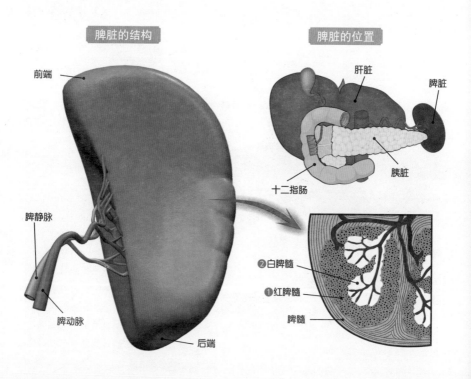

脾脏的结构

脾脏的位置

前端

脾静脉

脾动脉

后端

肝脏

脾脏

胰脏

十二指肠

❷白脾髓

❶红脾髓

脾髓

常见的消化系统疾病

食管癌

发生于食管黏膜处，多见于60岁上下的人群。男性患病率为女性的3～6倍。除了与吸烟、饮酒有关外，喜食过烫食物、胃食管逆流等因素也会提高食管癌的发病风险。

食管癌初期多无自觉症状，通过检查发现的概率接近两成。当吞咽食物时，如果胸内疼痛、有噎塞感，最好接受内窥镜检查。如果病情加重，就会出现体重减轻、胸部疼痛、背部疼痛、咳嗽、声音嘶哑等症状。

治疗手段有内窥黏膜切除术、普通手术、放射治疗、抗癌药物治疗等。

❖ 食管癌的阶段

0～Ⅰ期	癌细胞停留在黏膜层
Ⅱ期～Ⅳ期	深入黏膜下层，并向其他脏器转移

胃炎

胃黏膜炎症引发的病症，分为急性和慢性。急性胃炎一般由饮食、药物、酒精、压力等原因引发，多伴有腹痛、胸部灼烧、恶心等突发性症状。慢性胃炎多由幽门螺旋杆菌感染造成，伴有胃不消化、胃部不适、食欲不振等症状。

要治疗急性胃炎，必先确定病因，然后阻断发病元素。严重时可采取药物疗法进行治疗。慢性胃炎除了药物疗法之外，还需要彻底检查胃内是否有幽门螺旋杆菌，并根据结果使用抗生素进行根本治疗。

胃溃疡、十二指肠溃疡

胃部和十二指肠黏膜的溃烂引发的疾病，严重时会引发胃肠穿孔。胃溃疡主要是由于胃黏膜的防御功能衰退引起的；而十二指肠溃疡则有可能因胃酸过多而引发。但无论胃还是十二指肠，溃疡都与幽门螺旋杆菌感染有很大的联系。胃溃疡患者在饱食后会出现痛感，而十二指肠溃疡患者会在空腹时产生痛感，伴有腹部上方持续疼痛、胸部灼烧、腹胀、食欲不振等症状。

治疗方法有戒烟、戒酒、缓解压力、避开刺激物、改善生活习惯等。如果有出血症状，则应接受内窥镜检查与止血治疗。如果没有出血症状，则应针对幽门螺旋杆菌进行药物治疗。

胃癌

发生于胃黏膜处，与盐分摄入过多、吸烟、衰老、幽门螺旋杆菌感染等原因相关。胃癌早期停留在黏膜下层，晚期症状则会深入到浆膜下层。胃癌初期少有自觉症状，有时即使病情深化，也不会出现自觉症状。如果出现持续两周以上的胃痛、胃不适、胸部灼热、嗝气、恶心、食欲不振等症状，就应去接受检查。若出现大便发黑、腹泻等症状时要尤为注意。

❖ 胃硬化癌

黏膜表面基本无变化，但症状会在胃壁中扩散。随着病情深化，会出现自觉症状。在确诊时约有六成病例出现了病情转移的情况。多见于30～40岁的女性。

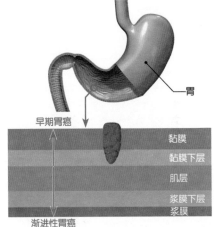

胃

早期胃癌

黏膜
黏膜下层
肌层
浆膜下层
浆膜

渐进性胃癌

阑尾炎

即阑尾部出现的化脓性炎症。会出现上腹部和右下腹部的突然疼痛、发热、恶心、呕吐等症状。多见于10～20岁的年轻人，男女发病率无太大差别。

治疗手段有腹腔镜切除手术、药物治疗等。但当症状太严重时，就必须要进行腹腔镜或开腹手术。一般接受治疗后就能痊愈，但放任不管的话就有可能引发腹膜炎。

大肠癌

由大肠黏膜的突起物（腺肿）的癌变而引起，有时也会在正常的黏膜处直接发生。女性的发病率约为男性的两倍，但现在无论男女，发病率都有上升的趋势。根据癌症出现部位的不同，症状也有所区别，常伴有反复持续的血便、黑便、大便干硬、大便变细、腹泻、便秘等异常症状。发病原因为摄入脂肪和蛋白质过多、膳食纤维摄入不足等，肥胖和酗酒也是发病原因。

如果在初期确诊，基本上是可以通过内窥镜手术和外科疗法治愈的。但病情深化后，就可能需要放射治疗与抗癌药物治疗等方式进行治疗。

肝癌

肝癌可以分为原发性肝癌与转移性肝癌。原发性肝癌又可以分为肝细胞癌与胆管细胞癌，其中肝细胞癌占九成以上。多发于50～60岁人群，男性患病几率为女性的3倍。有的肝癌是在肝细胞炎症的长期影响下发生的，患者多有慢性肝炎与肝硬化等病症。其中有八成以上的肝癌患者患有肝硬化。

肝脏被称为"沉默的脏器"，所以肝癌初期并无太多自觉症状。而随着病情的深化，腹部会出现紧绷感、压迫感、鼓胀感、痛感等情况。此外，肝硬化多伴有食欲不振、精神不振、低热、通便异常、黄疸、腹水增多等症状。

由于多数肝癌患者同时还患有慢性肝脏疾病，所以治疗时还应针对肝功能状态进行治疗。可以采用手术、局部疗法、肝动脉栓塞术、放射疗法等。

肝硬化

肝炎破坏肝细胞后迫使肝细胞反复不断地进行再生，引发肝细胞的纤维化，在表面形成结节，使肝脏变硬、缩小，最终丧失肝脏功能。导致肝硬化的原因有很多，日本常见的是乙肝和丙肝引发的肝硬化，其中又以丙肝为甚，占全部病例的50%以上。肝硬化并无独立症状，初期可能会有食欲不振、精神不振、腹痛、腹泻等现象。随着症状加深，可能会出现黄疸、静脉瘤等现象，再严重时可能会引发肝脑综合征、肝性昏迷等情况。

肝细胞的纤维化是不可逆的，无法根治。所以治疗的目的首先是要防止病情恶化，保护剩余肝脏的功能。治疗过程中需要注意尽量不加重肝脏负担，保持良好的饮食和生活习惯。肝硬化无特效

治疗药物，治疗时需要针对肝功能障碍的现象具体分析。

胆石症

肝脏、胆囊、胆管处出现的结石统称为胆石症。根据结石产生的位置不同，又可以分为肝内结石、胆管结石、胆囊结石3种。其中胆囊结石占全部病例的八成，胆管结石占两成，肝内结石仅占2%。此外，根据结石的成分不同，又能分为胆固醇结石、胆红素钙结石、黑色胆色素结石。多数胆囊结石病例不会出现自觉症状，有症状的病例仅占二成。症状多为摄入过多脂肪之后出现的上腹部周期性疼痛。胆管结石无症状的病例仅占一成，症状多是腹痛、发热等。

胆囊结石多采取腹腔镜手术的方式进行治疗。在胆囊功能无碍的情况下，直径1cm左右的胆固醇类结石可以通过溶解疗法治疗，直径2cm以下的结石可以通过声波碎石方法进行治疗。无症状的胆管结石可能恶化为急性胆管炎、急性胰脏炎等，所以必须进行治疗。

呼吸系统和循环系统

呼吸系统概述

呼吸系统由呼吸器官构成，包括鼻腔、咽部、喉部、气管、支气管、肺。鼻腔和口腔在下方与咽喉相连。咽喉的功能很多，既是空气和食物的通道，也是发声的重要部位。鼻腔吸入的空气经过咽部、喉部进入气管。气管在途中分为左右两条主支气管，分别连入左右两肺。两条主支气管在左右两肺内又进行多次分支，末端形成葡萄状的肺泡。肺泡是人体内进行气体交换的场所之一。

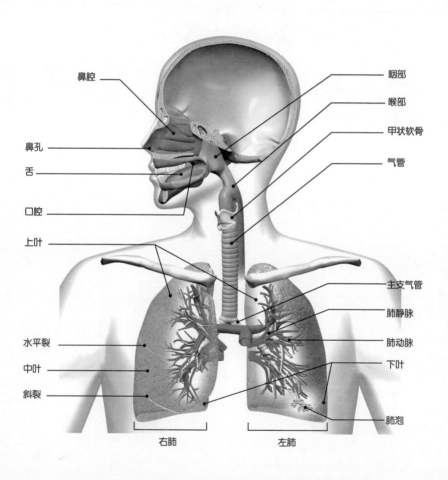

呼吸的原理

　　呼吸、消化、体温的保持都是维持生命所不可或缺的活动。肺部呼吸的动力主要来源于胸廓和膈等处的肌肉，正常情况下的呼吸是无意识的，这是因为呼吸受到自律神经的控制。呼吸可以摄入氧气，维持人体内的各种新陈代谢，保证能量的供给；同时还可以将代谢产生的二氧化碳排出体外。由于人体在24小时内需要不间断地呼吸，所以，一般情况下呼吸是受到脑干的呼吸中枢控制的，但是呼吸运动也可以受到大脑皮质的支配，进行有意识的呼吸。因此，呼吸是唯一一个可以在随意运动和不随意运动之间进行切换的生理机能。

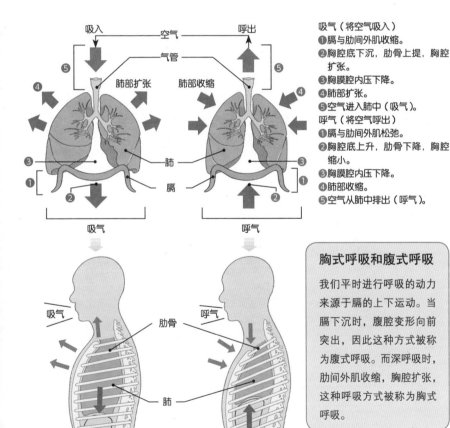

吸气（将空气吸入）
❶膈与肋间外肌收缩。
❷胸腔底下沉，肋骨上提，胸腔扩张。
❸胸膜腔内压下降。
❹肺部扩张。
❺空气进入肺中（吸气）。

呼气（将空气呼出）
❶膈与肋间外肌松弛。
❷胸腔底上升，肋骨下降，胸腔缩小。
❸胸膜腔内压下降。
❹肺部收缩。
❺空气从肺中排出（呼气）。

胸式呼吸和腹式呼吸

我们平时进行呼吸的动力来源于膈的上下运动。当膈下沉时，腹腔变形向前突出，因此这种方式被称为腹式呼吸。而深呼吸时，肋间外肌收缩，胸腔扩张，这种呼吸方式被称为胸式呼吸。

气体交换的原理

人体的气体交换也就是我们平时所说的呼吸，包括摄入氧气和排出二氧化碳两个方面。肺泡处的气体交换被称为外呼吸，人体细胞与血液之间进行的气体交换被称为内呼吸。

◐ 肺部和体细胞的气体交换

◆**外呼吸与内呼吸** 气体交换可以分为肺部的外呼吸与体细胞的内呼吸。外呼吸在肺泡处进行：肺泡呈袋状，泡壁很薄，因此可以允许氧气和二氧化碳轻松通过，能够提高肺泡与肺泡毛细血管之间的气体交换效率。

◆**扩散** 气体交换是由气体的扩散实现的。扩散指的是物质从浓度较高的一方流入浓度较低一方的现象。在进行外呼吸时，由于肺泡内和血管内氧气和二氧化碳的浓度有所不同，氧气才能从肺泡进入血管，同样，二氧化碳也才能从血管中进入肺泡内。

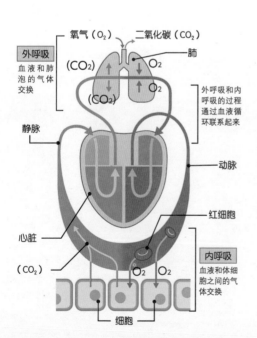

外呼吸
血液和肺泡的气体交换

氧气（O_2） 二氧化碳（CO_2）

（CO_2） 肺 O_2

（CO_2） O_2

外呼吸和内呼吸的过程通过血液循环联系起来

静脉

动脉

红细胞

心脏

（CO_2） O_2 O_2

内呼吸
血液和体细胞之间的气体交换

细胞

▌血红蛋白的功能

血红蛋白是实现气体交换的重要物质，它能在氧气浓度较高的环境中与氧气结合，当氧气浓度较低时又能与氧分离。血红蛋白与二氧化碳的关系也是同理。在血红蛋白的这种作用下，体细胞产生的二氧化碳可以通过血红蛋白运往肺部，再通过外呼吸的原理将二氧化碳排出体外。含氧量较多的血液被称为动脉血，在心脏的动力下被压往人体各处。

鼻腔的结构和作用

鼻腔的结构（参照下图）

·**鼻腔**　即鼻内部的空腔，是呼吸系统的前端。鼻腔被鼻中隔（软骨）分为左右两部分，前端通过鼻孔与外部相连，后端借鼻后孔通向咽部。鼻腔的底部为口腔的上部，即腭。鼻腔的顶部通过薄薄的筛骨与脑（颅腔）相隔。面部隆起的部分被称为外鼻。鼻腔内部除了长有鼻毛的前庭鼻腔之外，都有黏膜覆盖。

·**鼻甲**　左右鼻腔外侧壁为呈屋檐状突出的鼻甲。鼻甲分为上中下3段，在扩大鼻腔内表面积的同时，还可以对空气的温度和湿度进行调节。相应鼻甲下方的空间被称为上中下鼻道。

鼻腔的功能

·**空气的通道**　鼻腔不仅是将空气送入喉部的空气通道，还具备嗅觉器官的作用。这是因为鼻腔最上部长有嗅上皮，可以捕捉嗅觉刺激。

·**排除异物**　鼻腔内侧的鼻毛和鼻黏膜具有阻挡灰尘的作用，同时还可以调整空气的温度和湿度，使肺部免受刺激。一旦灰尘或细菌等异物进入鼻腔后，人体就会通过打喷嚏、流鼻涕的方式将鼻腔中的异物排出体外。咽喉和气管处则可以通过咳嗽的方式排除异物。

·**免疫功能**　扁桃体可以防御从鼻或口入侵的细菌和病毒。4个扁桃体（咽扁桃体、咽鼓管扁桃体、腭扁桃体、舌扁桃体）围绕咽部周围呈环状分布，承担喉部免疫功能的任务。

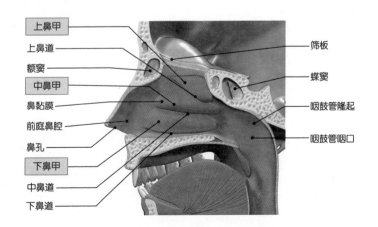

上鼻甲
上鼻道
额窦
中鼻甲
鼻黏膜
前庭鼻腔
鼻孔
下鼻甲
中鼻道
下鼻道

筛板
蝶窦
咽鼓管隆起
咽鼓管咽口

喉部和气管的结构与功能

　　咽部和喉部位于食管上方，分别是呼吸系统的入口和消化系统的入口。在呼吸系统中，后部下方依次是气管、主支气管和肺。具有发声功能的声带也长在喉部。

咽喉的结构（纵截面）

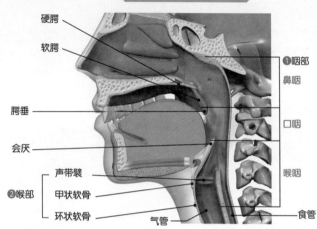

- 硬腭
- 软腭
- 腭垂
- 会厌
- ❷喉部
  - 声带襞
  - 甲状软骨
  - 环状软骨
  - 气管
- ❶咽部
  - 鼻咽
  - 口咽
  - 喉咽
- 食管

气管的结构

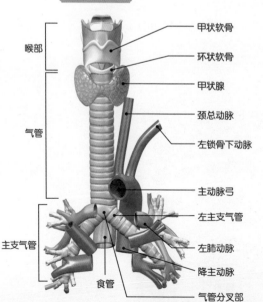

- 喉部
- 气管
- 主支气管
- 甲状软骨
- 环状软骨
- 甲状腺
- 颈总动脉
- 左锁骨下动脉
- 主动脉弓
- 左主支气管
- 左肺动脉
- 降主动脉
- 食管
- 气管分叉部

声带的结构

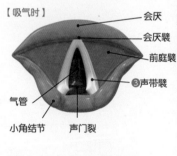

【吸气时】

- 会厌
- 会厌襞
- 前庭襞
- ❸声带襞
- 气管
- 小角结节
- 声门裂

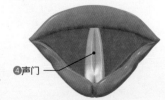

【发声时】

- ❹声门

咽部和喉部的功能

❶咽部　位于咽喉上部，将鼻腔和口腔与食管上部相连，同时担任将食物送往食管、将空气送往气管的任务，既是食物的通道也是空气的通道。软腭和会厌两个结构可以控制食物和空气的走向，保证食物被送往食管，空气被送往气管。

❷喉部　位于咽喉下部，被甲状软骨和环形软骨等软骨组织包围，允许空气从喉部进入气管。喉部的入口处有一个翘起的会厌，当有食物通过时，会厌就会将喉部的入口挡住，避免食物进入气管。

成年男性的甲状软骨会有一部分向前突起，形成喉结。

气管的作用

气管与喉的下部相连，是将空气送往肺部的通道，长约10cm，直径为1.5~1.7cm，呈长条管状。气管周围每隔一定距离就有一块"C"字形的气管软骨，可以在配合颈部各种灵活运动的同时保护气管。气管是颈部最靠前（腹侧）的器官，后方（背侧）没有软骨组织的地方与食管相接。

气管在大概与第五颈椎平齐的位置分叉，形成两条主支气管，这一分叉处被称为气管权。为防止异物入侵主支气管，气管权内部较为敏感，一旦受到刺激就会通过咳嗽的方式排除异物。

发声的原理

❸声带襞　位于喉内部，共有一对，是发声的器官。声带襞的肌肉赋有弹性，前方与甲状软骨相连，后方与杓状软骨相接。左右声带襞之间的间隙被称为声门裂。

❹声门　声带襞和声门裂合称声门。在呼吸时，声门是打开的。发声时，在喉部肌肉的作用下，声门裂变狭窄，从声门裂通过的空气使声带襞产生振动，从而发出声音。声音的高低大小与发声时声带振动的频率与幅度相关。此外，通过喉部、咽部、口腔、鼻腔等处不同程度的共振还可以让声音更赋有变化。

声带的炎症和肿瘤会通过不同的方式影响声带本身的振动，从而造成声音嘶哑或发声困难。

胸腔的结构和功能

　　气管、主支气管、肺等呼吸系统器官和心脏、主动脉、主静脉等循环系统器官都位于胸腔内，受到胸廓的保护。肺和心脏都被浆膜包裹，并与胸壁保持一定的距离，因此可以实现收缩和扩张等运动。

● 胸腔和胸膜腔的结构与功能

　　❶胸腔　由胸椎、肋骨、胸骨构成框架，四周被肋间肌包裹，与腹腔通过膈隔开。肺、心脏等重要的脏器分布在胸腔内，受到胸廓的保护。胸腔内的大部分空间被肺占据，左右两肺之间空隙中，有心脏、血管、气管、食管等器官。

　　❷胸膜腔　肺被两层浆膜包裹（脏胸膜、壁胸膜），这两层膜之间的空间被称为胸膜腔，内部充满浆液，可以减小胸膜间的摩擦。在呼吸的过程中，肺时而收缩，时而扩张，但都处于悬浮在胸膜形成的空间中的状态。可以说，肺部之所以能够完成呼吸过程，与胸腔内预留的空间是有一定关系的。

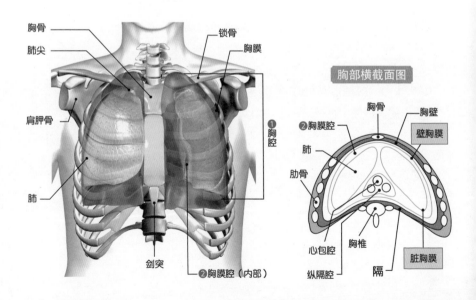

胸部前面图

胸骨　锁骨　胸膜　肺尖　肩胛骨　肺　剑突　❶胸腔　❷胸膜腔（内部）

胸部横截面图

❷胸膜腔　胸骨　胸壁　壁胸膜　肺　肋骨　心包腔　胸椎　隔　脏胸膜　纵隔腔

肺的结构和功能

呼吸系统的起点是鼻腔，终点是肺。肺占据了胸腔内的大部分空间，两片肺分别位于心脏左右。肺可以分为导气部（气体的通道）和呼吸部（与毛细血管进行气体交换的部位），负担着生命维持所不可缺少的呼吸任务。

肺的结构

肺可以为人体提供氧气，并将不需要的二氧化碳排出体外，是呼吸系统中责任最为重要的器官。肺有一对，位于胸廓（由肋骨、胸骨、脊椎围成）的左右两侧。肺上部较尖的部位被称为肺尖，下部宽阔的部位被称为肺底，与心脏相邻的面被称为内侧面，外侧与肋骨相邻的面被称为外侧面。

支气管和肺泡

主支气管进入肺部后，会反复进行分支，并延伸至肺部的每一个角落，在末端形成不计其数的肺泡。肺泡是细小的袋状空腔，从鼻腔送来的空气最终会到达这些肺泡内部。单个肺泡的直径为0.1 ~ 0.2mm，全部肺泡约占肺部的85%，由于表面积较大，所以能够进行高效的气体交换。

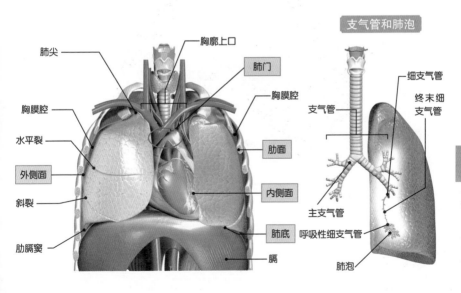

支气管和肺泡

肺尖　胸廓上口　肺门　胸膜腔　肋面　内侧面　肺底　膈
胸膜腔　水平裂　外侧面　斜裂　肋膈窦

细支气管　终末细支气管　支气管　主支气管　呼吸性细支气管　肺泡

膈的结构和功能

膈是分割胸腔与腹腔、上部隆起的穹顶状肌肉，与肋间外肌同属重要的呼吸肌，主要在吸气时发挥作用。膈的收缩是腹式呼吸的动力来源。

呼吸肌（膈）的结构

膈是划分胸腔与腹腔界线的肌肉，位于心脏和肺的下方，胃和肝脏的上方。膈的起点位于胸腔周围，可以分为腰椎部、胸骨部、肋骨部3部分，在中央位置形成中心腱。在起点的3个分区中，肋骨部和胸骨部相交的部分被称为胸肋三角，腰椎部和肋骨部相接的部位被称为腰肋三角。这两个三角区并无肌束，所以是膈中较为薄弱、更易发生膈疝的部位。膈在靠近椎骨的中心部有3个开孔，分别是允许食管通过的食管裂孔、允许主动脉通过的主动脉裂孔、允许下腔静脉通过的腔静脉孔。

打嗝（呃逆）就是由膈的痉挛引起的。

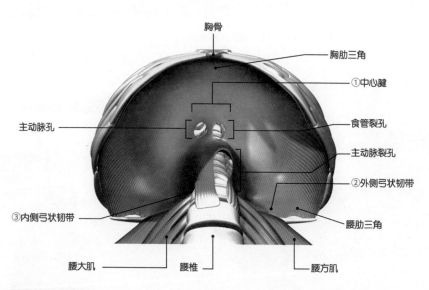

①中心腱	膈中央部的腱膜。中心腱周围被肌纤维包裹，肌纤维则附着在胸廓的内侧及椎体上。
②外侧弓状韧带	位于第一腰椎横突和第十二肋骨之间的韧带，下侧为腰方肌。
③内侧弓状韧带	位于第一腰椎椎体外侧和横突之间的韧带，下侧为腰大肌。

常见的呼吸系统疾病

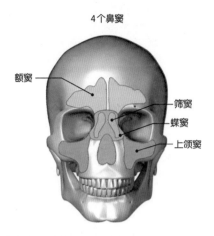

4个鼻窦

额窦

筛窦
蝶窦
上颌窦

▌鼻窦炎（急性、慢性）

即鼻腔周围的鼻窦出现的炎症。鼻窦位于鼻腔周围的骨间隙中，分为额窦、筛窦、蝶窦、上颌窦4种，都可以与鼻腔相通。人在感冒时，会由于细菌的繁殖而引发急性鼻窦炎。急性鼻窦炎与过敏性鼻炎可能会演化成慢性鼻窦炎，也叫积脓症。急性鼻窦炎的症状有流涕、鼻塞、发热等，还可能伴有脸颊与眼眶内侧、额头的疼痛（依发炎部位而定）。过敏性鼻炎会引起鼻腔黏膜肿，阻塞鼻窦入口，出现的症状与急性鼻窦炎类似。慢性鼻窦炎基本不会出现痛感，但会出现流涕、鼻塞、头痛、头晕等症状。

※花粉症的发病原因

当花粉等异物附着于鼻黏膜表面时，就会刺激肥大细胞，释放出组织胺，从而刺激鼻黏膜神经，引发喷嚏等症状。这样就能通过打喷嚏时分泌的鼻涕冲洗鼻腔，将花粉等异物带出。

▌过敏性鼻炎

人体在接受灰尘、霉菌、花粉、猫毛狗毛等抗原的刺激之后，在免疫系统的作用下，会出现喷嚏、流涕、鼻塞等过敏症状。虽然这些症状与急性鼻窦炎类似，但是过敏性鼻炎不会出现发热的症状，而且清晨症状更为严重。过敏性鼻炎可以分为全年性和季节性两种，发病原因也不尽相同。而近几年，因为花粉引起的过敏性鼻炎（花粉症）的发病率越来越高。

治疗手段有阻隔过敏原、适应过敏原、脱敏疗法

（特异性免疫疗法）等改善体质的治疗方法，以及利用抗过敏药物（抗组胺药）进行治疗的方法。

同时，治疗时还可以采取吸引的方法除去鼻腔内积聚的鼻涕，并在弄清过敏原之后使用相应的消炎止痛药进行药物治疗。如果是慢性过敏性鼻炎，则可以通过内窥镜手术进行治疗。

▌支气管哮喘

支气管炎症恶化后反复出现咳嗽、喘鸣、呼吸困难等症状的疾病。支气管哮喘的症状可能仅为慢性的咳嗽或咳痰，也有可能严重到出现连续几天的呼吸困难。这种病受体质和压力的影响较大，多在深夜至凌晨发病。过敏、感冒等支气管炎症，以及吸烟等不健康的生活习惯都有可能是支气管哮喘的发病原因，但仍有三分之一的案例并无明确的发病原因。

支气管哮喘的治疗有两种思路，一种是预防发作，另一种是减轻发作时的症状。在治疗时需要结合这两种思路使用药物。例如使用吸入式类固醇药物预防发作，并通过β2受体兴奋剂等扩张支气管的药物来减轻症状。

▌支气管炎

即支气管处出现炎症，并伴有咳痰、湿咳等症状的疾病。支气管炎发病时可能会出现发热、咳痰、倦怠，甚至呼吸困难的情况。多数由感冒或流感等引发，但过敏、空气污染、吸烟等也可能是支气管炎的发病原因。可在3个月内治愈的被称为急性支气管炎，反之则称为慢性支气管炎。

治疗急性支气管炎时需要弄清引发病症的病毒或细菌并进行杀灭，同时还可以使用止咳药、化痰药、消炎药配合治疗。由于急性支气管炎患者多会出现发热症状，所以需要注意补充水分。治疗慢性支气管炎时需要注意戒烟，且化痰重于止咳。

▌肺结核

由结核菌（一种好氧细菌）引发的慢性炎症，多通过空气感染。除了肺部之外，中枢神经和淋巴系统等也会感染，发病症状可能会体现在全身各处。结核菌可以通过患者在咳嗽或打喷嚏时产生的飞沫传播，但吸入病菌的人并不会马上出现症状，只有在过度疲劳或免疫力下降的时候才会出现问题。

肺结核的发病症状有全身疲劳、食欲不振、体重

减轻、长期低热、盗汗等。

在治疗上，如果患者长时间咳嗽，有排出大量病菌的可能，那么接受住院治疗是最好的选择。在住院治疗的过程中，需要先使用4种抗结核药物进行2个月的治疗，然后再根据患者的具体病情使用抗结核药进行继续治疗。

慢性阻塞性肺病（COPD）

支气管和肺泡处出现炎症，使肺功能逐渐衰退的慢性疾病。过去曾被称为肺气肿、慢性支气管炎等，近年来医学上将这种病的名称统一为慢性阻塞性肺病。主要症状有慢性的咳嗽、咳痰、气喘等。为防止恶化，需要尽早接受治疗。

如果病情恶化到一定程度，呼吸功能就会受到损害，只要身体有轻微运动就会出现气喘的情况，难以维持正常的日常生活。粉尘、空气污染、遗传等都是发病诱因，但从患者总数来看，约九成是吸烟引起的。吸烟史越长、吸烟量越大，患病几率就越高。

由于呼吸功能丧失的过程是不可逆的，所以在治疗中需要尽量拖缓病情恶化的速度。患者需要禁烟并接受药物治疗。此外，治疗过程中的呼吸训练与营养管理也是十分重要的。

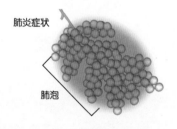

肺炎症状

肺泡

肺炎

由细菌或病毒感染而引发的肺部炎症，大致可以分为肺泡性肺炎与间质性肺炎（间质即除肺泡之外的部分），引发肺炎的病原体种类也有多种。症状有发热、食欲不振、疲劳、咳痰、胸部疼痛、呼吸困难等，严重时还会出现发绀和意识模糊等症状。

治疗时需要针对特定的病原菌使用相应的药物，还可以利用免疫球蛋白制剂、G-CSF制剂、呼吸管理法等进行辅助治疗。

※误咽性肺炎

因为误咽食物而使口腔中的细菌或胃液误入呼吸系统引发气管炎症，进而导致的肺炎被称为误咽性肺炎。多见于老年人和需要在床上进食的行动不便者。误咽性肺炎严重时可能导致死亡，所以需要引起高度重视。

上颌窦癌

上颌窦附近出现癌变的疾病，多见于50～60岁的男性（约为女性两倍）。早期几乎无症状，随着病情恶化可能会引发单侧鼻塞、鼻血、鼻涕恶臭、嗅觉障碍等，如果病情进一步恶化，还会出现眼球突出、视觉障碍、异常流泪、面颊肿胀、牙齿疼痛等症状。

发病原因尚未完全判明，但慢性鼻窦炎可能是原因之一。

过去曾针对此种疾病采取过腭切除手术，但随着放射疗法、化学疗法及手术疗法综合治疗的技术成熟，近年来的治疗倾向为保留腭组织。然而，当出现扩散或转移的情况时，就需要切除发病部位与周围组织，再进行再建手术。

肺癌

肺部支气管癌变的总称，大致可分为小细胞癌与非小细胞癌。非小细胞癌又能分为腺癌、扁平上皮癌、大细胞癌等。肺癌患者多会出现持续一个月以上的咳嗽、咳痰、血痰、发热、呼吸困难、胸部疼痛等自觉症状，多数为进行型肺癌。约有八成肺癌出现于细支气管或肺泡，被称为末梢型肺癌，这种肺癌在早期不易出现症状，只有恶化到一定程度后才会出现自觉症状。

吸烟是引发肺癌的重要原因，但是患有腺癌（占肺癌总数60%）的患者中也有不少不吸烟的年轻女性。除了吸烟之外，衰老、家族史、呼吸器官疾病、哮喘等也是引发肺癌的原因。

小细胞肺癌和非小细胞肺癌的治疗方法大相径庭。小细胞肺癌的恶化速度快，容易转移，所以化学疗法和放射疗法效果更好，抗癌剂是首选治疗手段。

对于非小细胞肺癌来说，如果病灶仅存在于单侧肺，则可通过手术切除或淋巴清除的方法进行治疗。然而一旦出现转移，化学疗法和放射疗法就变成了首选治疗方法。

※原发肺癌（T）分期

T1　2～3cm，肿瘤仅停留在肺内

T2a　3～5cm　T2b　5～7cm

T3　7cm以上

T4　不再以大小划分，已经转移至食管

肺癌的分类

	组织类型	发生部位	特征
非小细胞肺癌	腺癌	肺内部	· 多见于女性 · 症状不明显
	扁平上皮癌	肺入口	· 吸烟者易患
	大细胞癌	肺内部	· 癌细胞增殖速度快
小细胞肺癌	小细胞癌	肺入口	· 吸烟者易患 · 易转移

▎喉癌

发生在喉部的癌症，根据发病位置，可以分为声门上型喉癌、声门型喉癌、声门下型喉癌等。研究表明，吸烟、饮酒等都是发病诱因，多见于50岁以上的男性。从总数上看，男性罹患喉癌的人数是女性的十倍以上。症状会因发病位置不同而有所区别，其中声门型喉癌的常见症状为声音嘶哑等，比较容易在早期发现。

声门上型喉癌患者会出现呛嗓子、喉部异物或其他不适症状。但声门下型喉癌症状不明显，即使恶化到一定程度也不会感受到太多异样。

早期治疗手段主要是放射治疗，如果恶化到一定程度，就需要进行咽喉摘除手术。摘除咽喉后，人将无法发出声音，并且只能凭借颈部前侧的小孔进行呼吸。所以为了保护咽喉结构，现在也会采用放射疗法与化学疗法并举的方式进行治疗。

▎自发性气胸

肺外侧的胸膜破裂使得肺中的空气逃逸进入胸膜腔，或是受气压影响出现肺部破裂的情况都被称为气胸。其中自发性气胸的原因尚未判明，而且是一种突发性的疾病。常见于高而瘦的青年男子，易复发，但研究者尚未发现产生这些倾向的原因。主要症状有突然的胸部疼痛、难以呼吸、心率上升、心悸、无痰干咳等。

症状较轻时，自发性气胸是可以自愈的。但当症状较重或复发时，可以通过胸腔镜手术进行治疗，或者是通过引流的方式将胸腔内逃逸的空气排出人体。

▎睡眠呼吸暂停

指出现睡觉时持续十秒以上的呼吸停止，或呼吸量不足平时一半现象的疾病。症状除了睡眠时的呼吸停止之外，还可能出现严重的打鼾、多次苏醒等情况，致使睡眠不足，造成白天时困倦、注意力不集中等问题，同时也可能出现夜间尿频、起床头痛等现象。呼吸停止和打鼾都不属于患者能够自我察觉的症状，所以需要依赖自己的家人才能发现病情，故而睡眠呼吸暂停的发现一般都较晚。

如果患者比较肥胖或患有鼻炎，那么在治疗睡眠呼吸暂停症的同时也要注意减肥和鼻炎的治疗。如果病情过于严重，就需要借助人工供氧，即持续正压通气（CPAP）。

SAS（睡眠呼吸暂停）的主要原因

软腭或舌下沉、脖颈周围脂肪过多等。

喉癌的发病部位

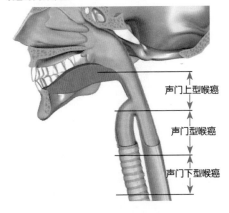

声门上型喉癌

声门型喉癌

声门下型喉癌

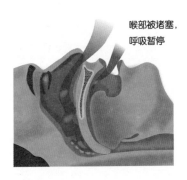

喉部被堵塞，
呼吸暂停

循环系统概述

　　血液和淋巴等体液需要借助循环系统才能流遍全身各处。循环系统（脉管系统）大致可以分为心血管系统和淋巴系统两部分。其中心血管系统以心脏为中心，是血液为体细胞运输氧气和营养，并将废弃物运出的通道，担负着重要的任务。

● 循环系统的功能

　　遍布全身的心血管系统由静脉、动脉、毛细血管等血管，以及血液流动的动力来源心脏构成。血液在血管流动，只有其中的特殊物质能够通过毛细血管壁，与细胞或外界进行物质交换。动脉和静脉通过细小的毛细血管相连，构成封闭的血管系统。从心脏流出的血液分别流入两条大动脉（主动脉和肺动脉），血液流经身体各部分后通过静脉（上下腔静脉、肺静脉）流回心脏。动脉分叉形成的毛细血管可以继续进行多次分叉，从而让血管覆盖到身体的每一个角落。在有的部位，毛细血管汇合成静脉后又会再次分支，这种静脉被称为门静脉。

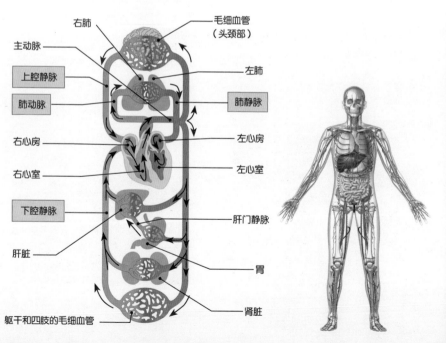

人体的血液循环

右肺　　　　　毛细血管（头颈部）

主动脉

上腔静脉　　　　　左肺

肺动脉　　　　　肺静脉

右心房　　　　　左心房

右心室　　　　　左心室

下腔静脉　　　　　肝门静脉

肝脏　　　　　胃

躯干和四肢的毛细血管　　　　　肾脏

体循环和肺循环的功能

从心脏流出的血液分别通过体循环与肺循环两条途径流经身体各处。血液在这两条通道中循环往复地流动，将身体必需的能量送到身体的各个部位，同时负责回收代谢产生的各种废物。

血液的两条循环

❶体循环　在体循环中，血液将氧气和营养物质送往全身各处的细胞，同时回收无用的二氧化碳和废弃物。心脏左心室压出的血液是富含氧气的动脉血，依次经过动脉和毛细血管，到达身体各处的体细胞并进行物质交换。进行物质交换之后的血液变成了含氧量较少的静脉血，从毛细血管汇入静脉血管内，最后再返回右心房。血液从左心室流出再流回右心房的过程（即走完一个体循环的过程）大约是20秒。

❷肺循环　在肺循环中，血液可以重新获得氧气，并将二氧化碳排出。返回右心房的静脉血会进入右心室，再通过肺动脉流向左右两肺，在肺泡处的毛细血管中与肺泡进行气体交换，获得氧气并释放出二氧化碳，变成动脉血后再经肺静脉流回左心房，进而再从左心室出发重新开始体循环。走完一个肺循环的时间是4～6秒。在肺循环的过程中，从心脏流出、进入肺动脉的是含氧量较少的静脉血，而从肺动脉返回心脏的是含氧量较多的动脉血，这与体循环的情况刚好相反。

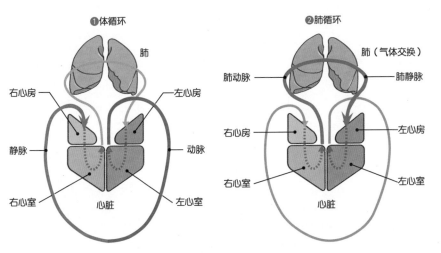

❶体循环

肺　右心房　左心房　静脉　动脉　右心室　心脏　左心室

❷肺循环

肺（气体交换）　肺动脉　肺静脉　右心房　左心房　右心室　心脏　左心室

人体的动脉

从心脏通向身体各处的血管被称为动脉。从左心室发出的主动脉在主动脉弓处发出一条通向头部和上肢的分支，再转而向下形成降主动脉通向躯干和下肢。从心脏发出的动脉经过多次分支形成毛细血管，为人体的各个部位供给血液。

动脉的特点

从心脏发出的动脉有主动脉（左心室）和肺动脉（右心室）两条。在心脏泵血的作用下，动脉内的血压较高。为了承受强大的血压，动脉血管壁共有3层，并且赋有弹性。人体中最粗的动脉血管是主动脉，直径约为3cm，而经过多次分支之后，会形成直径0.2 ~ 0.01mm的微动脉，进而分支成为更加细小的毛细血管。毛细血管汇合而成的血管被称为静脉血管。为了避免受伤，人体内一半以上的动脉都位于较深的位置，只有颈部（颈总动脉）、手部（桡动脉）、足部（跖背动脉）的位置较浅，可以从体表感受到脉搏。

人体主要的动脉

颈外动脉
颈内动脉
头臂干
升主动脉
肱动脉
肾动脉
尺动脉
桡动脉
髂总动脉
髂外动脉
股动脉
胫前动脉
跖背动脉

颈总动脉
主动脉弓
锁骨下动脉
腋动脉
降主动脉
胸主动脉
腹主动脉

上肢后侧
下肢后侧
胫后动脉

主动脉弓放大图

主动脉弓
升主动脉
胸主动脉
心脏

人体的静脉

毛细血管汇合后流回心脏的血管被称为静脉。由于静脉不直接接受心脏收缩的压力，血流的动力来源于周围的肌肉等，所以血流的速度比动脉要慢。

● 静脉的特点

流回心脏的静脉主要有连入右心房的上下腔静脉（体循环）和连入左心房的肺静脉（肺循环）。从体循环流回的血液是含氧量较少的静脉血，而从肺循环流回的血液是含氧量较多的动脉血。

静脉的血管壁比动脉薄，弹性纤维组织较少，弹性也较小。

◆**静脉和静脉瓣**（参照下图）位于毛细血管之后的静脉不能直接接受来自于心脏的压力，内部的血液在呼吸以及周围肌肉收缩产生的压力下以较慢的速度流回心脏。为了防止静脉中的血液逆流，静脉的内壁上都长有静脉瓣。易受重力影响的下肢静脉中的静脉瓣尤为发达。

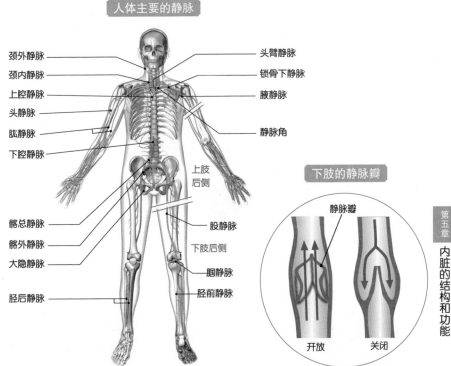

人体主要的静脉

颈外静脉
颈内静脉
上腔静脉
头静脉
肱静脉
下腔静脉

头臂静脉
锁骨下静脉
腋静脉
静脉角

上肢后侧

髂总静脉
髂外静脉
大隐静脉
胫后静脉

股静脉
下肢后侧
腘静脉
胫前静脉

下肢的静脉瓣

静脉瓣

开放　关闭

血管的结构

血管是血液的通道，由内膜、中膜、外膜3层结构构成。由于动脉和静脉内血压有所不同，所以血管壁的结构也有所不同。动脉血管的中膜厚且发达，赋有弹性；静脉血管的中膜较薄，弹性略差。

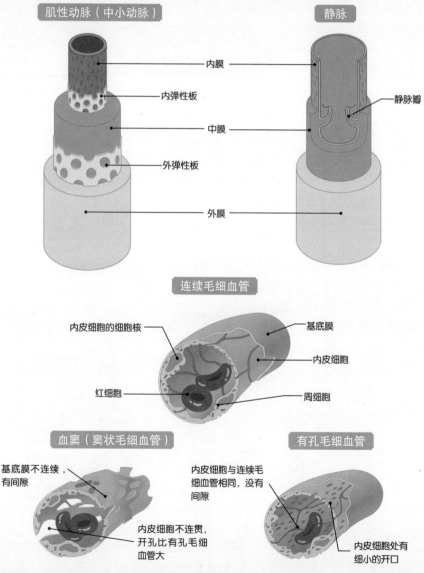

肌性动脉（中小动脉）

- 内膜
- 内弹性板
- 中膜
- 外弹性板
- 外膜

静脉

- 静脉瓣

连续毛细血管

- 内皮细胞的细胞核
- 基底膜
- 内皮细胞
- 红细胞
- 周细胞

血窦（窦状毛细血管）

基底膜不连续，有间隙

内皮细胞不连贯，开孔比有孔毛细血管大

有孔毛细血管

内皮细胞与连续毛细血管相同，没有间隙

内皮细胞处有细小的开口

● 血管的结构和特点

动脉和静脉的血管壁从内向外依次是内膜、中膜、外膜3层结构，内膜由内皮细胞和基底膜构成，中膜由血管平滑肌构成，外膜由纤维芽细胞和胶原纤维、弹性纤维等疏松结缔组织构成。从身体中心至末梢，血管变得越来越细，血管壁的各层结构也会渐渐变薄。在血管变细的途中，由平滑肌构成的中膜会消失。在毛细血管处，外膜也会消失，仅剩内皮细胞和基底膜两层。

此外，由于动脉会直接接受来自心脏的压力，而静脉不会，所以动脉和静脉的血管壁之间也存在差异。

◆ **肌性动脉（中小动脉）** 中动脉和小动脉被称为肌性动脉，其中膜里的平滑肌细胞较为发达，内膜和中膜之间有一层内弹性板，中膜和外膜之间存在一层外弹性板。这两层弹性板虽然也属于弹性纤维层，但弹性纤维的含量并不像弹性动脉那样多。中膜发达的平滑肌对血液的运输也有一定帮助。

◆ **静脉** 与动脉相比，静脉中的血压更低。虽然静脉血管壁也由3层结构构成，但是整体来说要更薄一些。静脉壁的中膜和内膜较薄，外膜最厚。此外，内膜的内侧每隔一段距离就长有半月状的静脉瓣，能够防止静脉血管中的血液逆流。静脉瓣在下肢的静脉血管中数量最多。

▋毛细血管的结构和特点

动脉不断分支，渐渐变细，依次形成中动脉、小动脉、细动脉，最终形成细小的毛细血管。毛细血管直径为 $5 \sim 10 \mu m$，仅容红细胞缓慢通过。全身的毛细血管不断分支和合并，形成毛细血管网。毛细血管可以分为以下3个种类：

◆ **连续毛细血管** 内侧的内皮细胞之间没有空隙，外层为基底膜，是最普通的毛细血管。毛细血管壁的内皮细胞仅有一层，非常薄弱，可以方便液体和物质的进出，使气体和养分、废物的交换成为可能。

◆ **血窦** 内皮细胞不连续，有多个开口，基底膜也不连续。这种毛细血管多存在于肝脏内，可以允许蛋白质等比较大的分子通过。

◆ **有孔毛细血管** 虽然内皮细胞之间没有间隙，但是也布有一些细小的开口，组织也较为松缓。常见于肾小球与内分泌腺等处。

血液的成分和作用

血液分为液体成分（血浆）和细胞成分（红细胞、白细胞、血小板等）两大部分，每部分都有各自的任务，对生命的维持具有重要意义。

◐ 血液的构成成分

❶血浆　约90%的成分是水，此外还有多种蛋白质、葡萄糖、脂质、金属离子、电解质、激素、维生素等成分。

❷细胞成分（红细胞、白细胞、血小板）

◆**红细胞**　是血细胞中数量最多的一种，含有血红蛋白。人体中的红细胞数量为20万亿～25万亿个。红细胞内没有细胞核，并且能进行一定程度的形变，所以可以轻松通过狭窄的毛细血管腔。

◆**白细胞**　白细胞有细胞核，分布在血液及淋巴结、脾脏等全身的组织中。白细胞可以分为粒细胞、淋巴细胞、单核细胞3种，其中粒细胞还可以细分为中性粒细胞、嗜酸性粒细胞、嗜碱性粒细胞等。血液中中性粒细胞占白细胞的60%～70%，淋巴细胞占全部白细胞的20%～35%。

◆**血小板**　血小板是骨髓中巨核细胞的碎片，无细胞核，形状不定，比一般细胞要小。

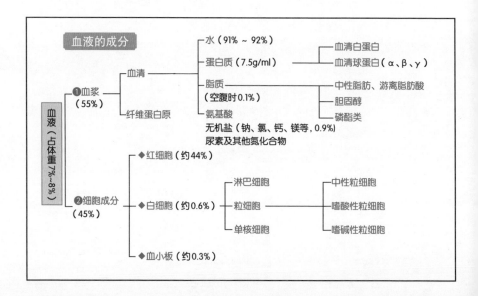

血液的功能

　　血液可以将氧气和营养送往人体的各个部位，同时回收二氧化碳等代谢废物，并将其送往排泄器官。氧气在血液中是通过与血红蛋白结合的方式进行运输的，而三分之二的二氧化碳以碳酸氢根（HCO_3^-）的形式存在于血浆中，其他三分之一溶于红细胞中。血浆中的球蛋白有维持血液渗透压、运输物质等作用；白细胞可以将入侵人体的细菌、病毒等杀死，拥有免疫作用。血液的流动还能起到维持体温、调整体内水分、盐分、矿物质含量等作用。

血液凝固的原理

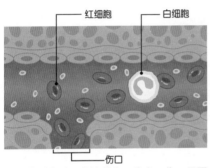

1. 血管受伤后，血液从伤口流出。伤口周围的血管壁收缩，减缓流血速度。

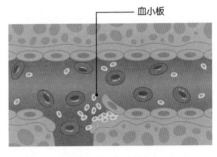

2. 血小板与空气接触后活性增强，凝血因子（属于一种蛋白质）的活性也随之增强，产生连锁反应。

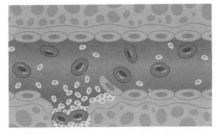

3. 在凝血因子的作用下，血小板互相结合形成血栓堵塞伤口。如果仅凭血小板无法堵塞伤口，血清中的纤维蛋白原会进行分解，形成纤维状的结块堵塞伤口。

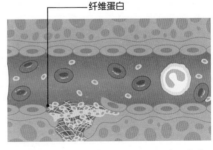

4. 纤维蛋白将周围的血小板和红细胞固定住，堵塞血管伤口止血。

人体淋巴系统的结构和功能

　　淋巴管和淋巴结合称为淋巴系统。从毛细血管中析出的液体成分充斥于细胞之间，成为细胞间质液（组织液），可以与组织细胞进行气体和营养等物质交换。交换完成后，细胞间液被毛细血管重新吸收，然而有十分之一的细胞间液会进入淋巴管中成为淋巴液。淋巴管的起点在毛细血管附近，在进行多次的合流之后会渐渐变粗，右侧上半身的淋巴管最后会汇入右淋巴导管，其余的淋巴管汇合成为胸导管，两条淋巴干在静脉角（由颈内静脉和锁骨下静脉汇合而成）处汇合。

　　在一些重要的淋巴管汇合处会形成淋巴结。淋巴结中的淋巴细胞可以对淋巴液中的成分进行分析，行使免疫功能。人体全身共有约800个淋巴结，多集中于躯干、四肢同头部的连接处。

人体内重要的淋巴管

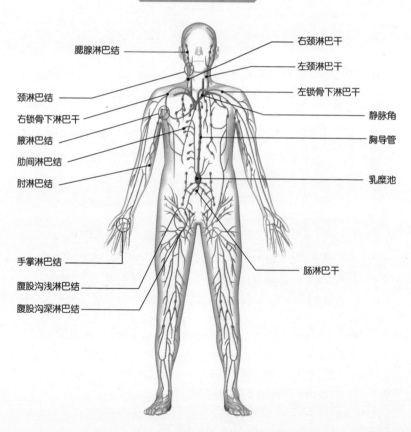

腮腺淋巴结
右颈淋巴干
左颈淋巴干
左锁骨下淋巴干
颈淋巴结
右锁骨下淋巴干
静脉角
腋淋巴结
胸导管
肋间淋巴结
肘淋巴结
乳糜池
手掌淋巴结
腹股沟浅淋巴结
腹股沟深淋巴结
肠淋巴干

免疫的原理

两种免疫功能

免疫是识别人体内的异物（外来物）并加以驱逐，以保持人体内部恒常性的功能。免疫功能主要是由血液中的白细胞负责的，而起最首要作用的是淋巴细胞（占白细胞的20% ~ 35%）。

免疫功能大致可以分为非特异性免疫和特异性免疫两种。

◆**非特异性免疫**　当人体内出现从未入侵过的异物（细菌或病毒）时，中性粒细胞就会尝试去吞噬（将异物包裹到细胞内部并进行分解）这些异物。如果单凭中性粒细胞无法解决这些异物，巨噬细胞就会出动，将异物和中性粒细胞的残骸一同吞噬。

◆**特异性免疫**　当非特异性免疫系统无法抵御异物时，特异性免疫就会启动。巨噬细胞在吞噬异物时，会将异物的各种信息提示给辅助T细胞，从而实现特异性免疫系统的功能（如本页下图所示）。

免疫反应的原理

> **体液性免疫（抗体为主体）**

❶辅助T细胞向B细胞发出指令，要求制造抗体。

❷B细胞释放抗体，巨噬细胞开始吞噬带有抗体所示信息的抗原。

> **细胞性免疫（对抗原进行直接攻击）**

❸辅助T细胞释放细胞激素，激活杀手T细胞。

❹细胞毒性T细胞开始对抗原进行攻击并加以破坏。

❺抗原消失后，抑制性T细胞终结免疫反应。

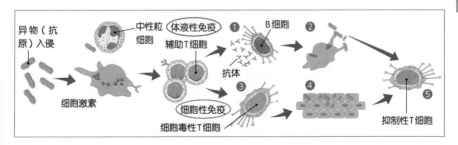

异物（抗原）入侵　　中性粒细胞　　体液性免疫　　辅助T细胞　　B细胞　　抗体　　细胞激素　　细胞性免疫　　细胞毒性T细胞　　抑制性T细胞

心脏的结构和功能

心脏是将血液送往全身各处的动力泵，是维持生命活动所必不可少的。心脏由肌肉构成，大小与拳头相仿。心脏周围被心包包裹，心壁可以分为心内膜、心肌层、心外膜等3层。心肌层比较发达，可以胜任激烈运动时的血液供给。

心脏的结构

心脏被左右两肺夹在中间，位于胸腔中央偏左的位置，上与第三肋骨、下与第五肋骨相接。心脏大小与本人的拳头大小相仿。男性心脏的重量为280～340g，女性心脏重量为230～280g。心脏上部圆而钝的位置称为心底，有数条大血管从此进入心脏。心脏左下部较尖的部分被称为心尖。

心底与心尖之间的连线向左下方倾斜50°～60°。从正面看上去，前侧为右心房和右心室，左心房和左心室隐于后侧。在左右心房和左右心室的作用下，心脏中的血液被送往全身各处，心脏的作用与泵类似。心脏表面被心外膜包裹，从冠状动脉（参照第220页）获取养分。

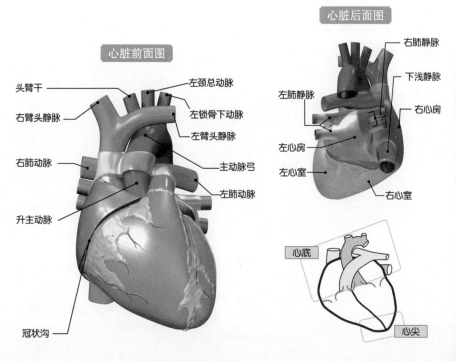

心脏后面图

心脏前面图

头臂干
右臂头静脉
右肺动脉
升主动脉
冠状沟

左颈总动脉
左锁骨下动脉
左臂头静脉
主动脉弓
左肺动脉

右肺静脉
下浅静脉
右心房
左肺静脉
左心房
左心室
右心室

心底
心尖

心膜的结构

心膜在心脏外侧构成心包，将心脏与其他的脏器分隔开来。心膜可以分为浆膜性心膜和纤维性心膜两种，构成双层结构。覆盖在心脏最外侧的是致密的结缔组织——强健且赋有弹性的纤维性心膜。纤维性心膜的内侧是浆膜性心膜，这两层心膜也被称为壁心膜。

浆膜性心膜在主动脉等血管处折返，在心脏表面形成脏心膜。袋状的脏心膜与壁心膜之间的空间被称为心包腔，内有少量心包液（浆液）。心包腔和心包液可以缓解心脏收缩与扩张时的冲击力。

心壁的结构（参照本页下图）

❶心外膜 属于浆膜性心包，与心脏表面紧密相贴，由单层上皮细胞构成，同时表面会有零星的脂肪组织。为心脏提供营养的冠状动脉从此经过。

❷心肌层 由心肌构成，较厚，几乎占据心脏壁的全部厚度。心肌也属于横纹肌，但与消化器官处的平滑肌类似，不能进行随意运动，属于不随意肌。此外，心房的肌层分为浅层和深层双层结构；心室的肌层则可以分为外层、中层、内层3层。心室壁比心房壁更厚。

❸心内膜 包括由单层扁平上皮构成的内皮以及成纤维细胞、胶原纤维、弹性纤维等。心传导系统在此穿过。心脏内部瓣膜正是由心内膜构成的。

心室横截面

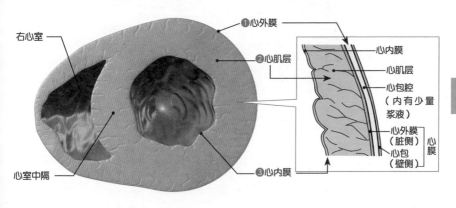

右心室

心室中隔

❶心外膜

❷心肌层

❸心内膜

心内膜

心肌层

心包腔（内有少量浆液）

心外膜（脏侧）

心包（壁侧）

心膜

心房和心室的结构

心室是血液循环的起点，心房是血液循环的终点。心脏中各有两个心房和两个心室，左右位置对称。心房和心室之间长有房室瓣，其中左心房和左心室之间的叫做二尖瓣，右心房和右心室之间的叫做三尖瓣。此外，心室和动脉之间还长有动脉瓣。这些瓣膜有防止血液逆流的作用。

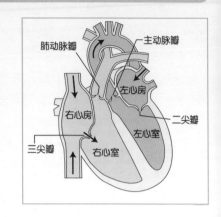

肺动脉瓣　主动脉瓣
左心房
右心房
二尖瓣
左心室
三尖瓣
右心室

心脏的内部结构

上腔静脉

升主动脉

肺动脉

肺动脉瓣

左心房

三尖瓣

左肺静脉

右心房

二尖瓣

腱索

右心室

左心室

下腔静脉

乳头肌

室间隔

心尖

■ 心脏内的4个"房间"

心脏内部被心肌隔成4个小"房间"，上边两个称心房，下边两个称心室。心室的"墙壁"比相应侧心房的要厚，而且从整体来看，左心房、左心室的壁要比右心房和右心室厚。连接主动脉的左心室壁厚1～1.2cm，右心房最薄的地方仅有3mm。

从体循环流回的血液经上腔静脉和下腔静脉送入右心房，进入右心室后再被压入肺动脉，进入肺循环。从肺部到左心房共有4条静脉（左右各2条），血液从肺部返回心脏后，再从左心室出发进入体循环。

■ 心脏内的4个瓣膜（参考本页下图）

◆**房室瓣** 位于心房和心室之间。左房室瓣又被称为二尖瓣（僧帽瓣），右房室瓣被称为三尖瓣。心房收缩时，房室瓣朝向心室一侧打开，血液可以从心房流向心室。心室收缩时，房室瓣关闭，这样血液就会被送入动脉，而不会逆流进入心房中。心室收缩时，乳头肌也会一起收缩，通过拉动腱索（绳状的结缔组织）保证房室瓣紧闭。二尖瓣的前端一分为二而得名，右房室瓣则是因为瓣叶分成三瓣而得名。

◆**动脉瓣** 在心室和动脉的交界处长有动脉瓣。左心室和主动脉之间的叫做主动脉瓣，右心室和肺动脉之间的叫做肺动脉瓣。这两个动脉瓣都由三瓣半月状的半月瓣构成，可以防止进入动脉的血液逆流回心室。动脉瓣的作用也可以分为两个阶段：一是收缩期，动脉瓣朝向动脉开放，允许心室内的血液流入血管；二是舒张期，心室松弛，动脉瓣关闭，防止动脉中的血液逆流回心脏。

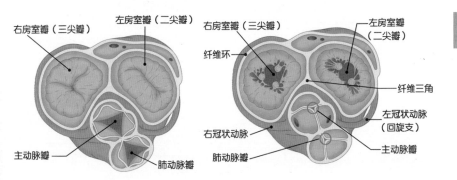

①心脏的水平截面图（收缩期）　　②心脏的水平截面图（舒张期）

右房室瓣（三尖瓣）　左房室瓣（二尖瓣）　　右房室瓣（三尖瓣）　左房室瓣（二尖瓣）

纤维环

纤维三角

左冠状动脉（回旋支）

右冠状动脉

主动脉瓣

主动脉瓣　　肺动脉瓣　　肺动脉瓣

第五章

内脏的结构和功能

217

心脏传导系统和心脏搏动的原理

心肌收缩时，心脏将血液压入动脉；舒张时，可以允许静脉中的血液返回心脏。这种收缩和舒张的过程被称为搏动。心脏的跳动是有节奏的，每分钟的跳动次数是60 ~ 80次，在心跳的节奏与次数的保持中，心脏传导系统起到了极为重要的作用。心脏传导系统中的浦肯野纤维与其他固有心肌纤维有所不同，即使没有接收到来自外界的刺激，自身也能够按照一定的间隔反复地收缩，是一种特殊的心肌纤维。在心脏传导系统中，每一次电刺激形成一次心跳。处于安静的状态下时，每0.8秒至1秒产生一次电刺激，也就是进行一次心跳。

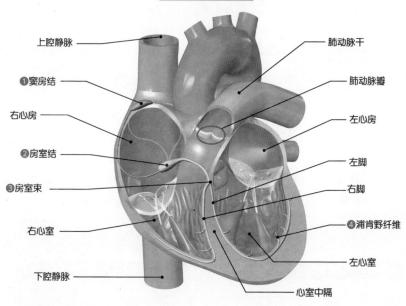

心传导系的原理

上腔静脉
肺动脉干
❶窦房结
肺动脉瓣
右心房
左心房
❷房室结
左脚
❸房室束
右脚
右心室
❹浦肯野纤维
左心室
下腔静脉
心室中隔

❶窦房结	位于右心房和上腔静脉开口处右侧，由心肌细胞构成。是心脏跳动的"节奏器"。
❷房室结	可以接受从窦房结传来的刺激。房室结处的刺激传递速度会降为十分之一，所以心室和心房的收缩存在些许的时间差。血液先在心房收缩的压力下进入心室，然后再在心室收缩的压力下进入动脉。
❸房室束（希氏束）	从房室结传至希氏束的刺激经过房室束的左右脚传至浦肯野纤维，然后传递到心室内膜，最后到达心室肌。
❹浦肯野纤维	分布于左右心室肌肉中，是房室结发出刺激的终点。与其他的心肌细胞相比，浦肯野纤维的刺激传递速度要快许多。

● 心跳的原理与心动周期

心脏有规则的反复收缩与舒张（心动周期）可以分为以下5个阶段，其机制的实现与心脏传导系统密切相关。

❶心房收缩期 窦房结产生的电刺激从右心房壁的心肌传递至左心房的心肌，开始收缩。此时血液从心房进入心室，随后右心房和右心室的刺激传递至室间隔附近的房室结。

❷等容收缩期 房室结的刺激通过心脏传导系统传递至左右心室的心肌后，心室开始收缩。心室内的压力比心房内的压力更高，此时房室瓣和动脉瓣同时关闭，血液不能流动。

❸射血期 动脉瓣打开，心室内的血液被压入主动脉。这是由于心室在持续收缩后，心室内的压力达到一定程度，各动脉瓣被冲开，大量血液被压出心脏。

❹等容舒张期 心室收缩结束后，心肌舒张，心室内的压力降低，动脉瓣随之关闭。此时心室内的压力仍然大于心房，房室瓣关闭，心室内血液不会流动。

❺扩张末期（快速充盈期） 心室内的压力低于心房，房室瓣打开，血液从心房流入心室。此时窦房结又开始产生电刺激，新的心动周期开始。

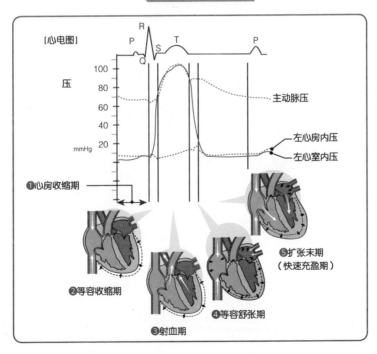

心电图和心动周期

心脏的血管

在主动脉起始部分分支出的两条冠状动脉（左右各1条，共1对）可以为心脏提供丰富的氧气和营养，分布于心外膜的结缔组织中。静脉血从心脏背面的冠状静脉窦返回右心房。

🌗 冠状动脉的特征

心脏需要不停地跳动，所以时刻都需要大量的能量。因此，心脏需要有独立的血管（即冠状动脉）来提供氧气和营养。主动脉从左心室发出后，在主动脉瓣上方附近发出左右两条冠状动脉，即左冠状动脉和右冠状动脉。

心脏前面图（冠状动脉）

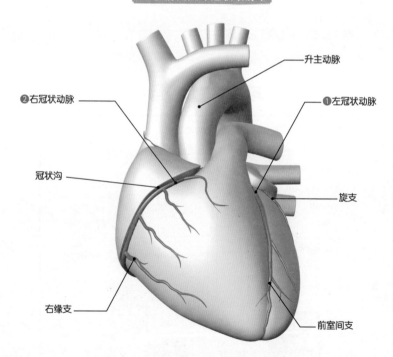

升主动脉

❷右冠状动脉

❶左冠状动脉

冠状沟

旋支

右缘支

前室间支

❶左冠状动脉	分为两支，一条是位于心脏前方左心室和右心室之间前室间沟的前室间支，另一条是位于心房和心室之间冠状沟的回旋支（从左前方绕至后方）。此外，左前室间支还会继续进行分支，以心脏左侧为中心分布。
❷右冠状动脉	位于冠状沟，从右前方绕至后方，经过后室间沟后成为后室间支，分布于右心房、右心室及左心室的后侧。

冠状静脉的特点

　　冠状动脉内每分钟的血液流量为250mL左右，占心脏输血总量的3% ～ 4%。冠状静脉中血液的含氧量要远低于其他静脉血，这是因为心脏的氧消耗量较多，占全身的一成左右。

　　由冠状动脉供给心脏的血液最终从心脏背侧的冠状静脉窦注入右心房。冠状静脉窦的开口处有瓣膜存在，基本上所有从心脏本身流回的静脉都汇集于此，如心大静脉、心中静脉、左心室后静脉等。

❶心大静脉　始于前室间沟，沿左房室沟通向心脏后方，注入冠状静脉窦。

❷心中静脉　沿后室间沟与动脉的后降支伴行，注入冠状静脉窦。

❸左心室后静脉　沿左心室后侧上行的静脉。

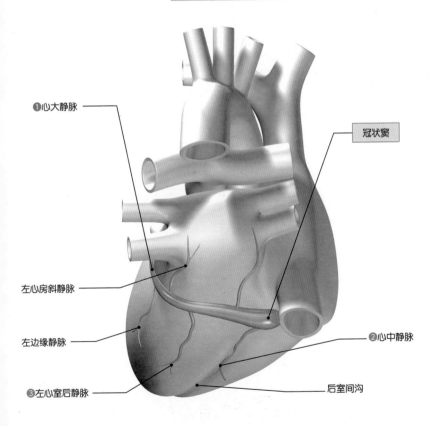

心脏背面图（冠状静脉）

- ❶心大静脉
- 冠状窦
- 左心房斜静脉
- 左边缘静脉
- ❸左心室后静脉
- ❷心中静脉
- 后室间沟

躯干的动脉

　　沿脊椎下行的降主动脉等躯干动脉多数都位于身体较深的位置，负责为内脏输送维持生命活动所必需的营养。所有的动脉都是从主动脉分支而成的。

主动脉和分支

　　从心脏左心室发出的主动脉先向上行，从主动脉弓依次分出头臂干、左颈总动脉、左锁骨下动脉；主动脉转而下行后，依次被划分为胸主动脉和腹主动脉两段，在腹主动脉最下方分支成为左右两条髂总动脉。其中，胸主动脉分出食管动脉、肋间动脉等分支；腹主动脉则分出腹腔干、肠系膜上动脉、肠系膜下动脉、肾动脉、睾丸动脉（或卵巢动脉）、腰动脉等，是全身血液循环的主干。从主动脉弓分支而成的颈总动脉负责头部和面部的营养；锁骨下动脉可以分支成为腋动脉和肱动脉，为上肢提供营养。从右心室中发出的肺动脉属于肺循环，是躯干部的重要动脉。

躯干的主要动脉

主动脉弓	颈内动脉
右锁骨下动脉	颈外动脉
	左颈总动脉
	左锁骨下动脉
头臂干	
腋动脉	
升主动脉	胸主动脉
	降主动脉
	腹腔干
	腹主动脉
肋间动脉	睾丸/卵巢动脉
肾动脉	肠系膜下动脉
髂总动脉	
髂外动脉	髂内动脉

躯干的静脉

血液从静脉流回心脏。在多数情况下，同名的静脉与动脉是伴行的。根据分布位置的不同，静脉可以分为浅静脉（即皮下静脉，位于皮下组织中）和深静脉（即伴行静脉，位于筋膜以下）。浅静脉和深静脉之间可以通过穿静脉相互贯通。

● 与主静脉相连的奇静脉

右心房处有上腔静脉和下腔静脉两条粗大的静脉汇入，上腔静脉中汇集了来自头部和上肢的静脉血，下腔静脉中汇集了下肢和内脏中的静脉血。上下腔静脉并不像主动脉一样直接贯通，而要借助3条奇静脉。奇静脉始于右腰升静脉，可以收集来自右半身胸部和腹部后壁的血液，并引导其进入上腔静脉。半奇静脉始于左腰升静脉，在第八胸椎附近与奇静脉相连。副半奇静脉位于人体左上半身，在左上半身与奇静脉合流。这3条静脉构成了连通上腔静脉和下腔静脉之间的通道。

另外，通向左心房的肺静脉中流淌的其实是富含氧气的动脉血。

躯干的主要静脉

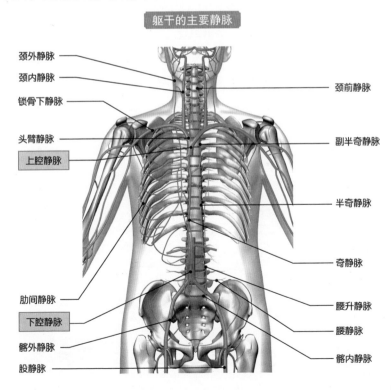

颈外静脉
颈内静脉
锁骨下静脉
头臂静脉
上腔静脉
肋间静脉
下腔静脉
髂外静脉
股静脉

颈前静脉
副半奇静脉
半奇静脉
奇静脉
腰升静脉
腰静脉
髂内静脉

第五章　内脏的结构和功能

223

头部和颈部的动脉

头部和颈部动脉的特征

头颈部最重要的动脉是左右颈总动脉。两条颈总动脉通过多次分支覆盖头部的各个部位。脑部由椎动脉与颈内动脉的分支供给营养。前者是锁骨下动脉的分支，而后者则是颈总动脉的分支。

左右两条椎动脉在进入颅腔后合二为一，结合成一条基底动脉。脑的前部主要由颈内动脉及分支供给营养，而后部则要依赖基底动脉的分支。在脑的后半部分再次分支，成为两条大脑后动脉，与位于前部的左右两条颈内动脉通过后交通动脉相连。

颈总动脉及其分支

颈总动脉有两条，一条是从主动脉弓直接分出的左颈总动脉，另一条是由头臂干（从主动脉弓分出）分支而成的右颈总动脉。两条颈总动脉分别在甲状软骨上缘附近分支成为两条血管，即颈外动脉和颈内动脉。

颈内动脉沿气管和食管的外侧上行，进入颅腔内分支出眼动脉后，又在脑蛛网膜下腔处分出后交通动脉及脉络丛前动脉，最后终于大脑前动脉和大脑后动脉这两条较粗的分支。

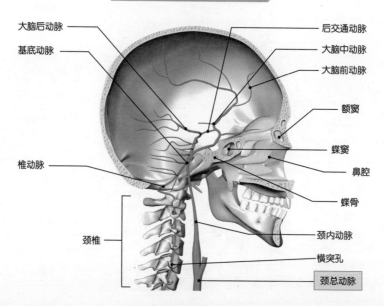

头部和颈部的动脉（矢状图）

大脑后动脉
基底动脉
后交通动脉
大脑中动脉
大脑前动脉
额窦
蝶窦
鼻腔
椎动脉
蝶骨
颈内动脉
横突孔
颈椎
颈总动脉

头部和颈部的静脉

头部和颈部静脉的特征

头部的静脉与四肢的静脉不同，基本上都是独立分布，无伴行。另外，头部的静脉里没有防止血液逆流的静脉瓣，这也是头部静脉的一大特征。

流经脑部的一半以上的静脉血，以及流经面部表层、颈部的静脉血汇入位于硬脑膜静脉窦的静脉，再汇入颈内静脉。颈内静脉与锁骨下静脉（来自上肢的静脉血）汇合后形成头臂静脉，最后注入上腔静脉。

硬脑膜静脉窦

头部静脉系统的一个显著特征就是具有硬脑膜静脉窦。硬脑膜的两层在某些部位分开，形成较大的间隙（窦），构成特殊的颅内静脉管道，这种结构被称为硬脑膜静脉窦。硬脑膜静脉窦的内侧与血管类似，被内皮细胞覆盖。硬脑膜静脉窦除了大脑镰上缘的上矢状窦和下缘的下矢状窦之外，还有横窦、乙状窦、海绵窦、岩上窦和岩下窦等。流经脑的中小静脉从静脉窦汇入颈内静脉。

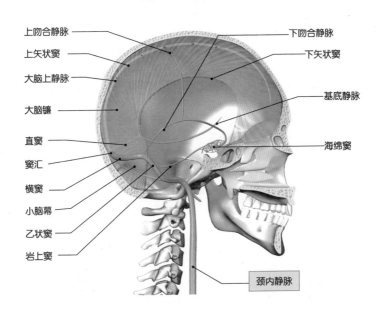

头部和颈部的静脉（矢状图）

上吻合静脉
上矢状窦
大脑上静脉
大脑镰
直窦
窦汇
横窦
小脑幕
乙状窦
岩上窦

下吻合静脉
下矢状窦
基底静脉
海绵窦

颈内静脉

第五章　内脏的结构和功能

225

上肢和下肢的动脉

在上肢动脉中，腋动脉的下方为肱动脉，肱动脉分支后形成桡动脉、尺动脉、骨间前动脉。下肢的动脉从股动脉开始，向下依次为膝下动脉、胫前动脉、胫后动脉，以及足部的跖背动脉、足底动脉。

● 上肢的动脉

锁骨下动脉从锁骨下缘附近开始更名为腋动脉，经过胸大肌外侧后改名肱动脉。肱动脉经肱骨前侧、肱二头肌后侧下行，在肘部分为桡动脉（靠拇指一侧）和尺动脉（靠小指一侧）。这两条动脉与骨间前动脉（尺动脉分支）在手掌再次合流，形成掌浅弓与掌深弓，随后再分支成5条动脉，分别通向五指。

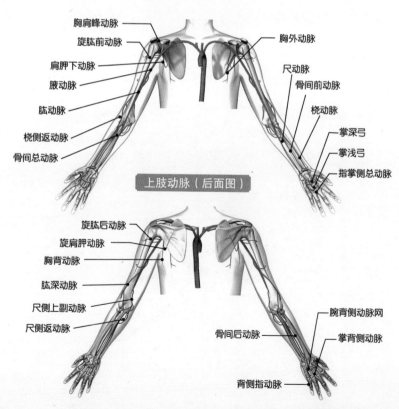

上肢动脉（前面图）

胸肩峰动脉
旋肱前动脉
肩胛下动脉
腋动脉
肱动脉
桡侧返动脉
骨间总动脉

胸外动脉
尺动脉
骨间前动脉
桡动脉
掌深弓
掌浅弓
指掌侧总动脉

上肢动脉（后面图）

旋肱后动脉
旋肩胛动脉
胸背动脉
肱深动脉
尺侧上副动脉
尺侧返动脉
骨间后动脉

腕背侧动脉网
掌背侧动脉
背侧指动脉

● 下肢的动脉

　　下肢动脉由股动脉（上接髂总动脉）分支而成。股动脉进行分支的同时，通过收肌管后形成腘动脉。下行至小腿处时，再次分支，于小腿前侧形成胫前动脉，在小腿后侧形成胫后动脉。下行至足部后，分支成为足背动脉和足底动脉。

　　大腿从前侧的股动脉、后侧的穿动脉（股深动脉的分支）获取营养。小腿从前侧的胫前动脉与后侧的胫后动脉获取营养。

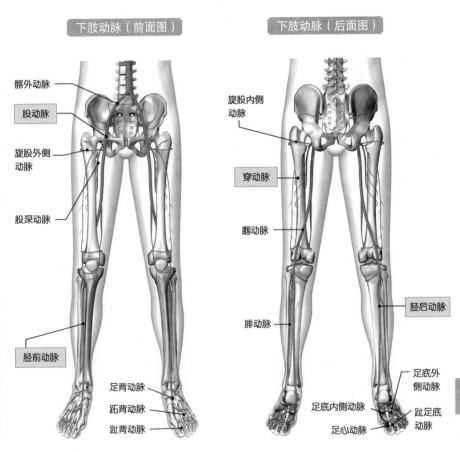

下肢动脉（前面图）

髂外动脉
股动脉
旋股外侧动脉
股深动脉
胫前动脉
足背动脉
跖背动脉
趾背动脉

下肢动脉（后面图）

旋股内侧动脉
穿动脉
腘动脉
腓动脉
胫后动脉
足底外侧动脉
足底内侧动脉
足心动脉
趾足底动脉

上肢和下肢的静脉

上肢和下肢的静脉既有与动脉伴行的深静脉，又有位于体表附近皮下组织中的浅静脉。上肢的头静脉和贵要静脉之间通过肘正中静脉相通。

上肢的静脉

上肢的静脉始于手掌的掌深弓和掌浅弓，前臂处为桡静脉与尺静脉。桡静脉和尺静脉在肘部合流形成肱静脉，上行至腋下时称腋静脉。

此外，前臂处还有两条浅静脉，即头静脉和贵要静脉，这两条静脉都是由手部静脉网汇合而成，分别与腋静脉、肱静脉相连。头静脉和贵要静脉在肘部附近通过肘正中静脉相通。

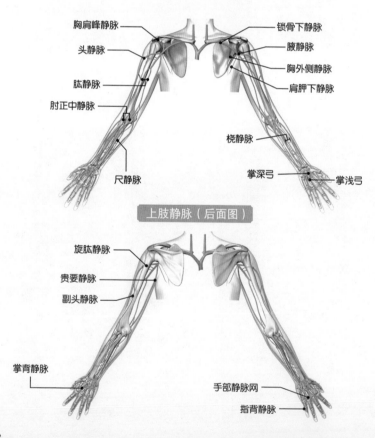

上肢静脉（前面图）

胸肩峰静脉　　锁骨下静脉
头静脉　　　　腋静脉
　　　　　　　胸外侧静脉
肱静脉　　　　肩胛下静脉
肘正中静脉
　　　　　　　桡静脉
尺静脉
　　　　　　　掌深弓　掌浅弓

上肢静脉（后面图）

旋肱静脉
贵要静脉
副头静脉

掌背静脉
　　　　　　　手部静脉网
　　　　　　　指背静脉

● 下肢的静脉

　　下肢的静脉大多与同名动脉伴行。由于距心脏较远，所以血管内侧多有静脉瓣，这是下肢静脉的特点。小腿处有两条较大的浅静脉，即大隐静脉和小隐静脉。大隐静脉由足底静脉网汇合而成，经大腿内侧面上行，形成股静脉。小隐静脉由足背静脉网汇合而成，沿小腿后侧上行，在膝盖附近与腘静脉合流。

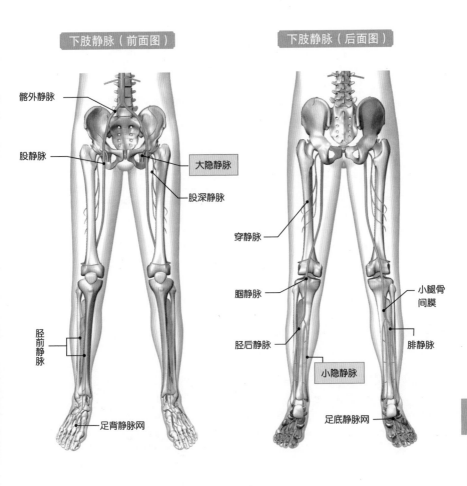

下肢静脉（前面图）

髂外静脉

股静脉

大隐静脉

股深静脉

胫前静脉

足背静脉网

下肢静脉（后面图）

穿静脉

腘静脉

胫后静脉

小隐静脉

小腿骨间膜

腓静脉

足底静脉网

第五章

内脏的结构和功能

229

常见的循环系统疾病

狭心症
狭窄
（血管狭窄，供血不足）

心肌梗死
堵塞
（血管堵塞，心肌坏死）

缺血性心脏病（狭心症、心肌梗死）

缺血性心脏病是由于冠状动脉变细（狭窄）或堵塞导致心肌功能受损或坏死的疾病的统称。冠状动脉变细导致暂时性的心肌缺氧即为狭心症。冠状动脉堵塞导致心肌坏死的情况被称为心肌梗死。缺血性心脏病的主要病因是动脉硬化，与高胆固醇血症、高血压、吸烟、肥胖、高脂血症、衰老、压力等因素有关。狭心症发作时，患者会感到持续数分钟到十几分钟的胸部不适或疼痛，症状可以通过含化硝酸甘油片与平静放松后数分钟内缓解。心肌梗死发作时，患者会感受到剧烈的胸部疼痛和压迫感，症状会持续很长的时间，即使通过平静放松也无法缓解。

狭心症的治疗方法主要有药物治疗、冠状动脉旁路移植术（CABG）、冠状动脉扩张术、支架手术等，具体治疗方法的选择需要由具体症状决定。对于心肌梗死来说，发病时需要及时采取急救措施，通过心肌梗死的规模和发病的时间等决定治疗方法。

心肌病

心肌病是由心肌细胞异常引发的心功能障碍，是突发性心肌病的统称。心肌病可以分为肥厚型心肌病（心肌肥大引起）、扩张型心肌病（心脏变大，心脏变薄）、限制型心肌病（心脏僵硬）、扩张型心肌病（右心室扩张）以及原发性心肌病。多数心肌病的发病原因尚不明确，但是有一定的家族性，常见于20 ~ 40岁的年轻人群。虽然心肌病基本不会出现自觉症状，但当恶化到一定程度时，很有可能引发充血性心衰，甚至导致突然死亡。

由于发病原因不明，所以在治疗上只能尽量抑制症状的发生，多采用药物治疗（与心功能不全药物相同）与食疗的方法进行调理。心肌病患者应避免剧烈运动，避免精神压力。

心功能不全

心功能不全指的是心脏功能衰退，使身体无法获得充足血液的疾病。心功能不全可分为慢性和急性两种，另外发病位置也会影响到症状。发病原因有心脏病、血液病、生活习惯病等，常见的症状有气喘、易疲劳、咳嗽、脚部水肿等。如果左侧心脏出现心功能不全，心脏输送血液的能力就会变差，从而引发呼吸困难、咳嗽、心悸等症状。如果右侧心脏出现问题，就会引发静脉高血压、水肿、体重增加等症状。

急性心功能不全需要住院治疗，进行静养，主要治疗手段是药物治疗，且要针对病因选择不同的治疗手段。

高血压性心脏病（心肥大）

高血压患者的心脏在较大的负担下产生的心肌异常被称为高血压性心脏病。从名称就能看出，导致这种心脏病的直接原因是高血压。其中左心室肥大最为多发，有可能会导致冠状动脉硬化，继而引发缺血性心脏病等。高血压性心脏病恶化到一定程度时还有可能导致狭心症与心功能不全等。心肥大的初期症状有心悸、呼吸困难、易疲劳、腿脚水肿等，严重时会导致重度呼吸困难、咳嗽等。不控制高血压、治疗中断、不坚持服药等导致血压失控的原因都有可能导致心肥大，所以在治疗这种心脏病时首先要降血压。治疗时主要采取降压药等药物治疗，并搭配运动疗法、改善生活习惯等手段。如果病情开始恶化，就需要着手应对心功能不全和狭心症。

肥大的心脏

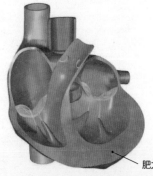

肥大部分

动脉瘤

动脉壁受损变薄，并出现膨出的疾病被称为动脉瘤。如果相应症状见于静脉，则称静脉瘤。动脉瘤的患病风险会随着年龄增长而增高，多发于腹部主动脉和下肢等处。动脉瘤的发病原因有外伤、动脉硬化等，如果不及时治疗就有可能造成大出血。多数动脉瘤并无症状，但是可以通过超声波检查、CT检查、血管摄影等方式发现。

动脉瘤是无法通过药物治愈的，需要进行人工血管置管手术或支架手术等。

心律不齐

心律不齐指的是在没有运动或兴奋等诱因的前提下，出现心跳节奏混乱的状态。因为窦房结之外的区域产生兴奋，使心跳数量增加或减少，又或是由于刺激传导速度异常而引发的心脏跳动节奏混乱都被称为心律不齐。心律不齐可以分为先天性和后天性两种。后天性心律不齐多是由于心脏疾病或药物副作用引起。症状有心悸、眩晕、呼吸困难、昏迷、胸痛等。多数轻微的心律不齐并无症状，但可以通过体检发现。

心律不齐的情况五花八门，有的不需要接受治疗，有的则可能致命。治疗时需要根据种类使用药物治疗，有必要时还应安装心脏起搏器。

心脏瓣膜病

心脏瓣膜病是指心脏瓣膜出现病变，从而导致心脏功能出现障碍的疾病。心脏瓣膜病可以分为瓣膜无法正常打开的"瓣膜狭窄"和瓣膜无法完全闭合的"闭合不完全"。心脏内有4个瓣膜，有时可能会有两处及两处以上同时出现问题。心脏瓣膜病分为先天和后天两种，后天性的心脏瓣膜病可能因风湿热、动脉硬化、心肌梗死等原因发生。各个瓣膜病变时所引发的症状是有所不同的，但心悸、呼吸困难、疲劳感、胸痛、气喘等症状是共通的。严重时可能会引发心功能不全、心律不齐、血栓栓塞等。

闭合不完全的心脏瓣膜

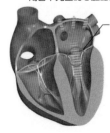

二尖瓣不能完全闭合，血液从左心室逆流回左心房。

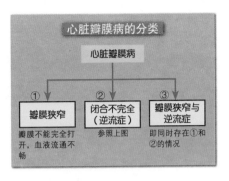

高血压症（原发性高血压病）

高血压症指的是动脉压力过高（收缩压140mm汞柱以上，舒张压90mm汞柱以上）的病症，是代表性的生活习惯病。高血压患者可能会出现头痛、肩膀酸痛、耳鸣、头晕、心悸等症状，而且这些症状大多伴随出现，但是仅凭症状一般无法早期识别高血压症。高血压症分为原发性和继发性两种，其中原发性高血压占高血压病例总数的九成左右。不健康的生活习惯、衰老、遗传等因素都有可能导致高血压，而高血压又有可能导致心脏病（心肥大）和脑卒中等并发症。所以为了保持身体健康，改良生活习惯、正确控制血压是很有必要的。

高血压的治疗有药物疗法、减肥、运动、戒烟、减盐、控酒等方式，大多属于对生活方式的改善。

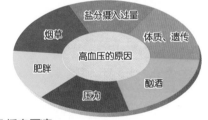

低血压症

低血压症与高血压症正相反，是血压大幅度低于正常值的疾病。低血压并不像高血压那样有一个国际通用的判定标准，一般收缩压在100～110mm汞柱时就可以判定为低血压。低血压可以分为原发性和继发性两种，其中原发性低血压的原因尚不明确，而继发性低血压的发病原因有自律神经障碍、内分泌疾病、血液量过少等。特别是突然起立时出现眩晕等症状的低血压症被称为起立性低血压。低血压患者常有头痛、心悸、倦怠、手脚冰冷等症状。

低血压症的治疗与高血压类似，也需要改良生活习惯，有必要时需借助药物进行治疗。

恶性淋巴瘤

恶性淋巴瘤是起源于淋巴造血系统的恶性肿瘤的统称，根据发病细胞的种类与病情特征可以分为三十种左右。大致上来说，恶性淋巴瘤可以分为两类，即霍奇金淋巴瘤与非霍奇金淋巴瘤，日本的恶性淋巴瘤患者中只有不到十分之一罹患的是霍奇金淋巴瘤，而非霍奇金淋巴瘤中，弥漫性淋巴瘤占了大多数。症状多为颈部、锁骨下、脚跟处的淋巴结肿大，而不会出现疼痛。除此之外，恶性淋巴瘤还可能导致发热、体重减轻、盗汗等症状，有时还会出现出疹子的情况。恶性淋巴瘤的详细病因尚不明确。

治疗时需要根据病情选择治疗方式，所以对淋巴瘤类型的诊断是十分重要的。当患病初期尚未进行转移时，可以采取放射疗法；当出现转移时，就应采取化学疗法，必要时还应进行骨髓移植。

胶原病

胶原病并不是一种疾病的名称，而是皮肤或肌肉、关节、血管等组织发炎而导致身体出现功能障碍的疾病的统称，可以细分为二十余种，如类风湿性关节炎、全身性红斑狼疮、系统性硬化症、白塞病等。发病原因尚不明确，需要通过时常的诊断和检查才能确诊。每种疾病的症状都有所不同，但大多初期都有与感冒相似的发热、咳嗽、身体疲劳等症状，还可能伴有关节疼痛、出疹、腹痛、腹泻等情况。虽然具体发病原因尚不明确，但研究表明免疫功能异常引起的对自身正常细胞的攻击与发病有一定联系。

治疗多以抑制症状为主，使用药物有类固醇、免疫抑制剂、抗癌剂等。

血友病

血友病指的是血液中缺少凝血因子，一旦出血就难以止血的疾病。血友病可以分为X染色体缺损导致的甲型血友病（凝血因子VIII缺乏）和乙型血友病（凝血因子IX缺乏），甲型和乙型的患者数量约为5∶1。血友病多见于男性，虽然有些女性带有可能引发血友病的基因，但并不会出现相关症状。血友病患者可能在体表非特定部位或深层部位出现出血症状。中、轻度患者在出血时（如受伤或拔牙后）会出现止血困难的情况。

血友病的治疗需要依靠注射的形式补充凝血因子制剂，在某些情况下患者可以自己在家完成注射。

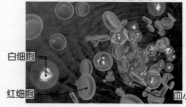

血管内的红细胞和白细胞

白细胞

红细胞

血小板

白血病

白血病指的是骨髓内的造血干细胞出现异常，未成熟的血细胞（白血病细胞等）增多、正常血液细胞减少的情况，也被称为血癌，分为急性和慢性两种，治疗方法也有所不同。急性白血病可能因为贫血而导致身体疲劳、心悸、呼吸困难、面色苍白等情况。白细胞的减少还可能会导致发热、易感染、鼻血、牙根出血、青肿等现象。慢性白血病可能会引发身体疲劳、体重下降、腹胀等症状，而初期几乎不会出现自觉症状。

无论急性还是慢性，在治疗白血病时都需要采用化疗或造血干细胞移植等方法。治疗急性白血病时还需使用诱导缓解化疗法。在慢性白血病的治疗上，近年来使用伊马替尼进行药物治疗的方法越来越受到关注。

贫血

血液中的红细胞减少或红细胞中血红蛋白浓度较低的情况被称为贫血。其中最常见的是铁元素不足导致的"缺铁性贫血"。恶性肿瘤、妊娠分娩等都可能导致贫血。此外，再生不良性贫血（白细胞和血小板减少）、肾脏疾病、肝脏疾病等也有可能导致贫血。

贫血时，人体内的氧气运输会出现问题，导致疲劳、寒冷、头痛、肩膀疼痛、头晕、心悸、指甲易折断、皮肤干燥等症状。

贫血时需要根据诱因病症进行治疗，并且及时补充不足的营养素。治疗缺铁性贫血时，内服补铁营养药物是最基本的，但是由于铁元素难以直接吸收，所以也需要服用促进铁元素吸收的维生素C。除此之外，补充维生素B12、叶酸等促进红细胞生成的维生素也很重要。

泌尿生殖系统、内分泌系统和感觉系统

肾脏的结构和功能

　　肾脏位于腹膜后侧，左右各1个，共1对，属于腹膜后脏器。单个肾脏比拳头略大，重130～150g，长约12cm，宽约6cm，厚约3cm，呈暗褐色，形似蚕豆。

　　肾脏可以将血液中的废物过滤出来，制造尿液，并将废弃物通过尿液排出体外。肾脏不仅是一个制造尿液的器官，还可以调整体内水分、控制体液pH值（氢离子浓度指数）、调整血压，对维持人体的稳态具有重要意义。

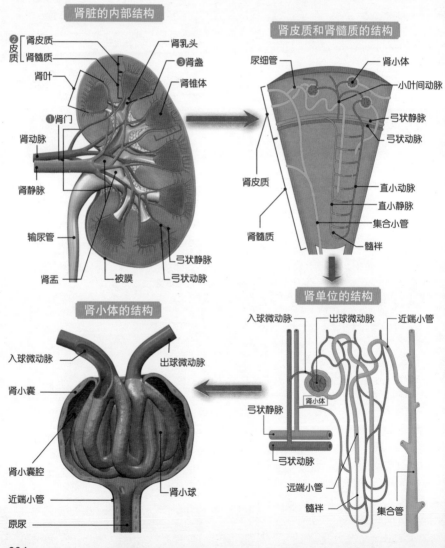

肾脏的内部结构

② 皮质 { 肾皮质 肾髓质

肾叶

① 肾门

肾动脉

肾静脉

输尿管

肾盂

肾乳头

③ 肾盏

肾锥体

被膜

弓状静脉

弓状动脉

肾皮质和肾髓质的结构

尿细管

肾皮质

肾髓质

肾小体

小叶间动脉

弓状静脉

弓状动脉

直小动脉

直小静脉

集合小管

髓袢

肾单位的结构

入球微动脉

出球微动脉

近端小管

弓状静脉

弓状动脉

肾小体

远端小管

髓袢

集合管

肾小体的结构

入球微动脉

肾小囊

肾小囊腔

近端小管

原尿

出球微动脉

肾小球

肾脏的结构与功能

❶**肾门**　肾脏内侧缘中部凹陷的部分是肾动脉、肾静脉、输尿管进出肾脏的部位。从肾门进入肾脏的血管在肾脏中央部位进行分支。肾脏具有过滤血液中废物的功能，有研究表明，心脏流出血液的20%～25%都要被送往肾脏。

❷**皮质**　在肾脏外侧覆盖有一层结实的被膜，离膜较近的部位被称为肾皮质，肾皮质下侧是肾髓质。肾皮质中有能够过滤血液、制造原尿的肾小体，还有从肾小体处发出的尿细管。肾髓质中排列有十几个圆锥状的肾锥体。肾锥体后端突向肾窦，形成肾乳头。在皮质内蜿蜒曲折的尿细管进入肾髓质后变直，并在髓质内转弯180°，形成髓袢，然后再次返回皮质内，与集合管汇合。

❸**肾盏**　肾乳头的后部呈杯子形状。从肾乳头处流出的尿液被杯状结构收集起来，汇入肾盂中。肾盂与多个肾盏的根部相接，将肾盏收集的尿液汇于一处，再送入输尿管，作用与漏斗类似。

▌生产尿液之外的功能

肾脏可以将体内的废弃物以尿的形式排入膀胱，此外还可以在制造尿液的过程中调整水分和矿物质的量，维持人体的稳态。同时，肾脏还可以分泌肾素（一种可以升高血压的酶）、前列腺素（有扩张血管的功能），调节血压。因此，肾功能不全还可能会引发高血压与贫血等多种症状。

▌生产尿液的机制

◆**肾单位**　肾单位是肾脏中负责生产尿液的系统。肾单位由皮质中的肾小体、与肾小体相连的尿细管构成，人体左右两肾中肾单位的总数约为200万个。尿液的原型——原尿就是在此制造的。

◆**肾小体**　肾小体是生产尿液的袋状组织。毛细血管如同毛线球一样团成肾小球，并被肾小囊包裹起来。左右两肾共有100万个肾小体。肾小球滤出的原尿被保存在肾小球和肾小囊之间的空间（肾小囊腔）里，经尿细管吸收、分泌、过滤后形成尿液，最后被排出体外。出入肾小体的微动脉被称为入球微动脉和出球微动脉。在动脉出入的另一侧有近端小管。近端小管在髓质中弯曲前进，逐渐变细并形成髓袢，然后再次变粗，形成远端小管，最后汇入集合管中。

膀胱的结构和功能

　　膀胱可以暂时储存尿液，呈袋状。膀胱的内壁由平滑肌构成，具有很强的弹性。当膀胱内部尿液充盈时，膀胱壁就会伸展变薄。在排尿反射的作用下，膀胱壁进行收缩，尿道内括约肌松弛，尿液被排出体外。

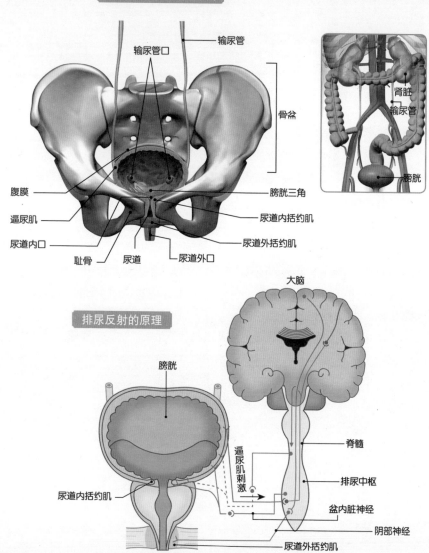

膀胱的结构（前上侧）

- 输尿管
- 输尿管口
- 骨盆
- 肾脏
- 输尿管
- 膀胱
- 腹膜
- 膀胱三角
- 逼尿肌
- 尿道内括约肌
- 尿道内口
- 尿道外括约肌
- 耻骨
- 尿道
- 尿道外口

排尿反射的原理

- 大脑
- 膀胱
- 脊髓
- 逼尿肌刺激
- 排尿中枢
- 尿道内括约肌
- 盆内脏神经
- 阴部神经
- 尿道外括约肌

膀胱的结构

膀胱位于耻骨后方，男性的膀胱后侧是直肠，而女性膀胱还与子宫、阴道相接。肾脏生产出的尿液通过输尿管到达膀胱，并进行暂时的储存。膀胱后侧方有两处输尿管开口，前下方有通向尿道的出口，即尿道内口。膀胱壁外侧是平滑肌层，内侧被黏膜覆盖，但尿道内口周围的肌肉比较特殊，是能够调节排泄的尿道内括约肌。输尿管在中途有3处变窄的地方，被称为生理狭窄，也是容易被结石堵塞的部位。

▌排尿反射的原理

当尿液积攒到一定程度时，膀胱壁的平滑肌就会伸展。当这一信息传递到大脑后人体就会产生尿意，脑部同时也会发出抑制排尿的指令。当处于允许排尿的环境中时，脑部的抑制命令就会消失，并将这一信息传递给排尿中枢。

如果排尿的准备一切就绪，那么排尿中枢就会向膀胱壁发出命令，使平滑肌收缩。此时，"排尿反射"开始作用，尿道内括约肌和尿道外括约肌开始松弛，尿液被排出体外。相反，如果环境不允许排尿，那么大脑皮质就会发出命令使尿道外括约肌保持收缩，逼尿肌则会继续伸长，膀胱就能储存更多尿液了。

▌尿道的结构

尿道是膀胱与外界相通的通道，男女之间差异较大。男性尿道贯穿阴茎，长度可达16～20cm，然而女性的尿道只有4cm长，开口于阴道口前方。由于男性尿道较长，又经过前列腺，所以尿液不易漏出。但是女性尿道较短且无弯曲，支撑盆腔内脏的肌肉又会随着年龄增长而衰老，所以尿液较容易漏出。这也是女性尿失禁问题要远多于男性的原因之一。

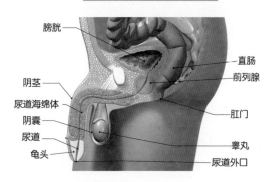

男性尿道结构（矢状面）

膀胱　直肠　前列腺　阴茎　尿道海绵体　阴囊　尿道　龟头　肛门　睾丸　尿道外口

男性生殖器的结构

　　睾丸制造出的精子沿输精管到达前列腺后，与前列腺液混合形成精液，最后从尿道外口排出。男性生殖系统包括可以引导精液排出的输精管以及各种腺体。阴茎由海绵体构成，既与排尿有关，也与性功能有关。

男性生殖系统（后面图）

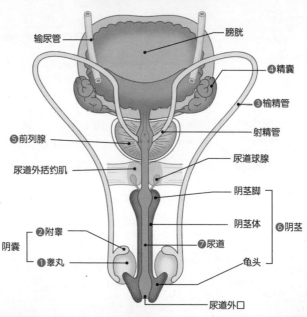

输尿管
膀胱
④精囊
③输精管
射精管
⑤前列腺
尿道外括约肌
尿道球腺
阴茎脚
阴茎体
⑥阴茎
②附睾
阴囊
①睾丸
⑦尿道
龟头
尿道外口

睾丸的结构

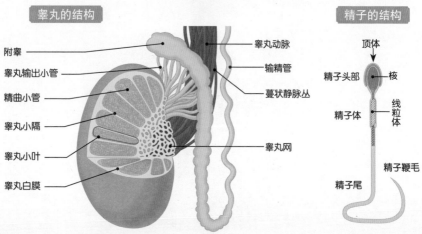

附睾
睾丸输出小管
精曲小管
睾丸小隔
睾丸小叶
睾丸白膜
睾丸动脉
输精管
蔓状静脉丛
睾丸网

精子的结构

顶体
精子头部
核
线粒体
精子体
精子鞭毛
精子尾

男性生殖系统结构

❶睾丸　长约3～4cm，呈卵圆形，表面被白膜覆盖。上方有附睾。

❷附睾　精子产生后排出体外时所经过的最初通道。附睾内有附睾管，附睾管在附睾下方与输精管相移行。

❸输精管　输精管是储存在附睾中的精子进入前列腺的通道。输精管在进入前列腺之前形成输精管膨大部，穿越前列腺后与精囊的导管合流，最后于尿道开口。

❹精囊　位于膀胱背面，是一个能够分泌精囊液的袋状内分泌腺。在精液中，精囊液的含量占到了一半以上，具有很强的黏性，能够为精子运动提供必需的营养成分。

❺前列腺　位于膀胱下侧附近，包裹在尿道的外侧。大小如同板栗，其分泌的前列腺液占精液成分的20%～30%。

❻阴茎（龟头、阴茎体、阴茎脚）　阴茎可以分为3个部分，末端膨大处为龟头，根部较细为阴茎脚，龟头和阴茎脚之间的部分被称为阴茎体。阴茎内部由尿道海绵体和阴茎海绵体两种海绵体结构构成。阴茎既是能够排出精液的生殖器官，同时也是排出尿液的泌尿器官。

❼尿道　尿道穿过前列腺后，前行通过尿生殖膈，然后汇入尿道海绵体后侧膨大的尿道球。随后，尿道贯通阴茎内部，开口于龟头末端。从外部看，尿道外口是一个竖直的裂缝。

睾丸的功能

睾丸位于阴囊内，表面是白膜，总体呈卵状。在单个睾丸中，以后侧为起点向前方呈放射状排列的睾丸小隔将睾丸内部分割成200～300个睾丸小叶。每个小叶中都有2～4条长70～80cm的精曲小管，可以生产精子。精曲小管的两端与睾丸入口处的睾丸网相连。

精曲小管壁被基底膜（由胶原蛋白构成）包裹，外侧有间质细胞（睾丸间质），内侧有精原细胞（制造精子的原型）排列。精原细胞不断分裂，形成精子细胞，分裂完成的精子细胞成熟后变成精子。

精子的产生

男性在进入青春期后，睾丸才可以产生精子。精子生产于睾丸内的精曲小管，从精原细胞到成熟的精子，大致需要70天的时间。精子形成后，通过睾丸输出小管进入附睾，到射精时才会排出体外。精子分为两个部分，分别是带有遗传基因的精头部和细长的精尾部。

女性生殖器和受精

女性生殖器基本都位于盆腔中，以子宫为中心排列。由于女性的生殖器与妊娠有关，所以比男性的生殖器结构更为复杂。

女性生殖器的结构（矢状面）

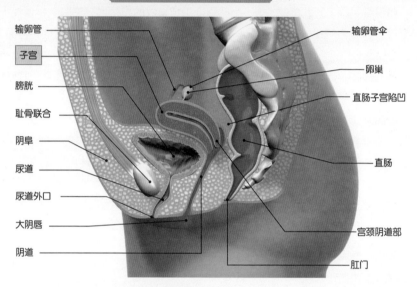

输卵管
子宫
膀胱
耻骨联合
阴阜
尿道
尿道外口
大阴唇
阴道

输卵管伞
卵巢
直肠子宫陷凹
直肠
宫颈阴道部
肛门

子宫（背侧）

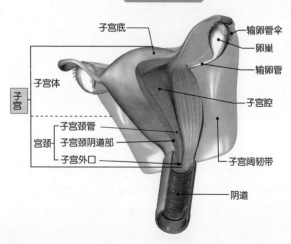

子宫底
子宫体
子宫
宫颈
子宫颈管
子宫颈阴道部
子宫外口
阴道

输卵管伞
卵巢
输卵管
子宫腔
子宫阔韧带

▌子宫的结构

子宫长7～8cm，宽4cm，子宫壁由较厚的平滑肌构成，整体呈带状。子宫内部为狭窄的子宫腔。子宫壁由黏膜、肌层、浆膜3层构成。黏膜又被叫为子宫内膜，是受精卵着床、分裂发育成胎儿的位置。

受精的过程

卵细胞产生后，离开卵巢进入输卵管，在输卵管壶腹部与精子结合开始受精。受精完成后，受精卵会在一周时间内着床，固定在子宫内膜上。妊娠成功开始后，胎儿就在子宫内形成和发育，并受到子宫的保护。从受精到分娩，妊娠的全过程需要花费266天的时间。

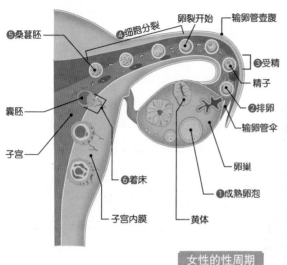

受精卵的成长

❶成熟卵泡
达到可以排卵的状态，直径2cm左右。

❷排卵
指卵细胞和周围的卵泡细胞被一起排出卵巢的过程。成熟女性的每个月经周期中只会排一次卵，且由左右卵巢交替进行。

❸受精
精子从阴道进入女性体内后，通过精头部的顶体酶将卵细胞的保护层溶解后进入卵细胞，这一过程在输卵管壶腹处完成。在一般情况下，每次仅能有一个精子与卵细胞结合。

❹细胞分裂
卵细胞受精后便开始分裂，在受精4～6天之后形成囊胚。

❺桑葚胚
受精卵分裂形成16个细胞以上之后称桑葚胚。

❻着床
受精约7天之后，受精卵在子宫内膜上固定下来，这一过程称为着床。只有顺利着床后，妊娠才算正式开始。

女性的性周期

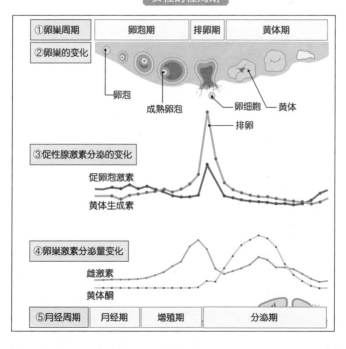

胎盘的结构

受精卵着床后，连接母体与胎儿之间的胎盘就开始形成。胎儿通过脐带与胎盘相连，呼吸、消化、泌尿等功能全部通过胎盘完成。由于胎儿肺部不能进行呼吸，所以血液循环比较独特，被称为胎循环。

胎盘的结构

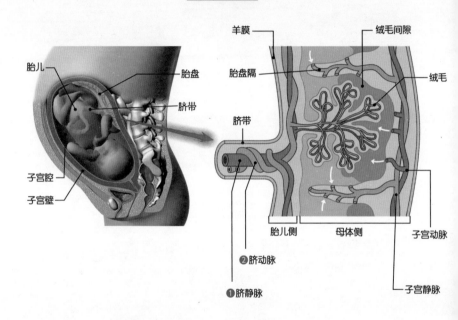

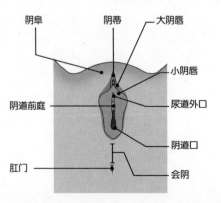

▌女性外阴

在体表可见的生殖器官被称为外阴，也叫外生殖器。对于女性来说，外阴分布于耻骨到会阴部之间的范围内。在胎儿阶段，男女外生殖器的发育是有联系的，例如大阴唇对阴囊、阴蒂对阴茎，具有一定的对应关系。

▋胎儿与胎盘之间的血液循环

◆**胎循环** 胎盘处分布有丰富的血管，内部微小的血管形成绒毛，排列得十分密集，有的地方会被胎盘隔分开。绒毛中的脐静脉（毛细血管）可以将母体血液中的氧气与营养送给胎儿。母体的血液和胎儿的血液以薄薄的绒毛壁分隔，能够互相进行物质交换。在母体体内的胎儿肺部不能进行呼吸，几乎也没有血液会流经肺部，所以胎儿只能通过两条迂回的血管从胎盘获得富含氧气与养分的血液。这样，即使不进行肺循环，胎儿也可以通过胎盘来实现养分供给，这种血液循环的方式被称为胎循环。

◆**肺循环** 母体分娩后，新生儿得以与空气接触，随后肺部开始呼吸。当肺部有空气进入时，肺部扩张，动脉管在肺部扩张的刺激下闭合，允许血液流通。返回左心房的血液可以起到密封的作用，使脐动脉、脐静脉闭锁，正式开始肺循环。

❶**脐静脉** 引导胎盘中富含氧气和营养的血液流向胎儿，呈鲜红色。

❷**脐动脉** 收集并带出胎儿代谢产生的废物。

▋胎儿的发育

受精卵开始分裂后未满八周时被称为胎芽，八周以后被称为胎儿。

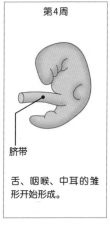

第4周

脐带

舌、咽喉、中耳的雏形开始形成。

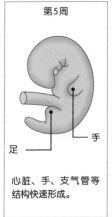

第5周

足　手

心脏、手、支气管等结构快速形成。

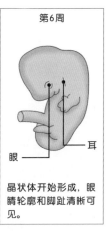

第6周

眼　耳

晶状体开始形成，眼睛轮廓和脚趾清晰可见。

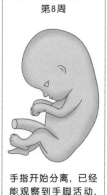

第8周

手指开始分离，已经能观察到手脚活动，尾部消失。

外形接近人类

第五章 内脏的结构和功能

内分泌系统和激素的功能

激素是一种能够保持人体内稳态的物质，通过血液和淋巴传输至人体各部，但只作用于特定的器官。能够分泌激素的器官被称为内分泌腺，统称为内分泌系统。

主要的内分泌器官

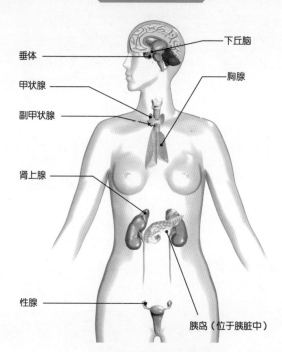

下丘脑

垂体

甲状腺

副甲状腺

胸腺

肾上腺

性腺

胰岛（位于胰脏中）

下丘脑和垂体的位置

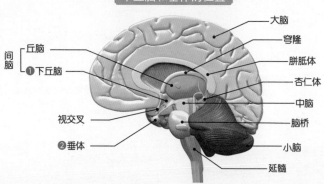

大脑

穹隆

间脑 { 丘脑

❶下丘脑

胼胝体

杏仁体

中脑

视交叉

脑桥

❷垂体

小脑

延髓

244

◐ 人体的内分泌器官

激素作用的器官被称为目标器官。激素产生后，需要通过血液送至目标器官才能发挥作用。激素可以和自律神经一起调节人体的多种功能。

人体内的内分泌腺可以分为两种，一种是由功能相同的细胞聚集而成的独立腺体，另一种则是依附于其他器官中。如果举例来看，前者有垂体、下丘脑、杏仁体、甲状腺、副甲状腺、肾上腺等；后者有胰脏中的胰岛及卵巢、睾丸、消化道、心脏、肾脏等处的内分泌细胞。

我们可以以化学结构为依据对激素进行分类，如从氨基酸转化来的氨基酸衍生物激素、由蛋白质或氨基酸结合而成的肽类激素、拥有与固醇类似结构的类固醇激素等。

▌下丘脑和垂体的功能

位于间脑前方的下丘脑及其下方膨大的垂体能够分泌多种激素，在内分泌系统中起着中枢的作用。其中下丘脑不仅是内分泌系统的中枢，还是自律神经的中枢。

❶**下丘脑**　下丘脑掌管人体的本能行为与情绪性行为，是自律神经的中枢。同时，下丘脑还可以分泌十几种激素，也是内分泌系统的中枢。下丘脑内有13处由神经细胞集合而成的神经核，分别负责产生激素、与大脑边缘系统或自律神经联络等不同的任务。下丘脑还可以分泌成长激素抑制素等可以影响激素分泌的激素。

❷**垂体**　由于长在丘脑下部且外形膨大而得名，前半部被称为腺垂体（垂体前叶），后半部被称为神经垂体（垂体后叶）。垂体前叶可以分泌生长激素、促甲状腺激素、促肾上腺激素、促卵泡激素等多种可以刺激其他激素分泌的激素。然而另一方面，血管升压素和催产素等垂体后叶激素实际上是由下丘脑分泌的，而非垂体。在下丘脑形成的激素被送到垂体后叶中储存起来，然后再通过血液送往全身各处。

▌甲状腺和副甲状腺

甲状腺位于喉部前侧，呈"H"字形。副甲状腺位于喉部后侧，甲状腺的背面，是4个独立的小粒。甲状腺和副甲状腺都可以分泌调节血液中钙元素浓度的激素，同时甲状腺还可以分泌维持和促进代谢的甲状腺激素。

❶**甲状腺**　位于气管前侧，将甲状软骨包裹在内，是由一种名为甲状腺滤泡的球状结构聚集而成的器官。甲状腺的滤泡中积聚着一些凝胶状的物质。滤泡壁上覆盖有滤泡上皮细胞，这些上皮细胞可以分泌两种促进身体代谢的甲状腺激素（甲状腺素和三碘甲腺原氨酸）。

❷**副甲状腺**　位于甲状腺背面，左右各2个，共4个，每侧上下两个的距离为几毫米。副甲状腺属于内分泌腺，可以促进肠吸收，提高血液中钙元素浓度，分泌甲状旁腺素（与甲状腺分泌的降血钙素作用正相反），对体内的钙元素和磷酸含量进行调节。

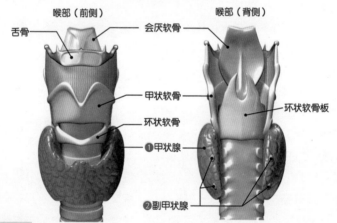

甲状腺与副甲状腺

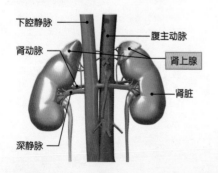

肾上腺的位置

▌肾上腺的功能

肾上腺位于肾脏上部，形似帽子，左右各1个。肾上腺也被称为副肾，由外层的皮质和内侧的髓质构成。肾上腺皮质可以分泌类固醇激素，肾上腺髓质可以分泌氨基酸衍生物激素，两者都是内分泌腺。

胰脏的结构和功能

　　胰脏可以分泌胰液。胰液内含有能够分解糖分、蛋白质、脂质的酶，通过胰管进入十二指肠，所以胰液的分泌属于外分泌功能。同时，胰岛分泌的胰岛素直接释放到血液中，属于内分泌功能。因此，胰脏既是外分泌器官也是内分泌器官，外分泌部占胰脏整体的95%以上。

● 胰脏的结构和功能

　　胰脏位于胃与颈椎之间，长约15cm，与十二指肠相靠。胰脏分为外分泌部和内分泌部，在外分泌部中，腺泡细胞构成圆形的腺泡，中心部分可以分泌胰液。运送胰液的导管从腺泡发出后不断合流，最后汇合成较粗的胰管。胰管在胰脏头部分成主胰管和副胰管两支。主胰管与胆囊发出的胆总管汇合后，开口于十二指肠大乳头。副胰管则直接到达十二指肠，开口于十二指肠小乳头。

　　胰液中含有胰淀粉酶、麦芽糖酶、胰蛋白酶和脂肪酶。胰淀粉酶可以将糖类分解为麦芽糖，麦芽糖酶可以将麦芽糖分解为葡萄糖，胰蛋白酶可以将蛋白质分解为肽，脂肪酶可以将脂质分解成脂肪酸。也就是说，胰液中的消化酶可以分解三大营养素。

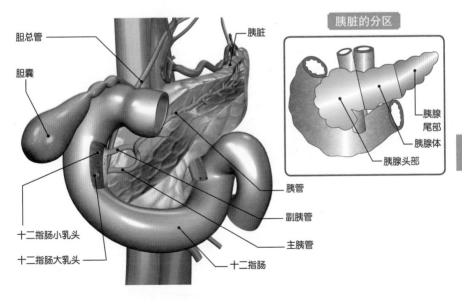

胰脏的结构

胆总管
胆囊
胰脏
胰管
副胰管
主胰管
十二指肠小乳头
十二指肠大乳头
十二指肠

胰脏的分区

胰腺尾部
胰腺体
胰腺头部

▌胰岛的结构和功能

除了外分泌之外，胰脏还具备内分泌功能。胰脏分泌的胰岛素和升血糖激素等激素是直接进入血液的，属于内分泌。胰脏中的内分泌部零星存在于外分泌部中，就像是大海里的小岛一样，所以被称为"胰岛"。胰脏中的内分泌部仅占5%左右，但胰岛的数量却达100万个以上。胰脏分泌的胰岛素是人体中唯一的降血糖激素，作用非常重要。

根据分泌激素的种类不同，胰岛中的细胞可以分为 α 细胞、β 细胞、δ 细胞3种。

❶ α 细胞 分泌升血糖激素。升血糖激素能够将肝脏内的糖原分解为葡萄糖，并将人体内的氨基酸与脂肪制造成葡萄糖，提升血液中的糖分含量。

❷ β 细胞 分泌胰岛素。胰岛素可以将葡萄糖以糖原的形式储存在肌肉或肝脏中，从而降低血糖浓度。

❸ δ 细胞 分泌生长抑素。生长抑素可以抑制胰岛素和升血糖激素的分泌。这些激素可以通过胰岛周围的毛细血管被送往全身各部分。

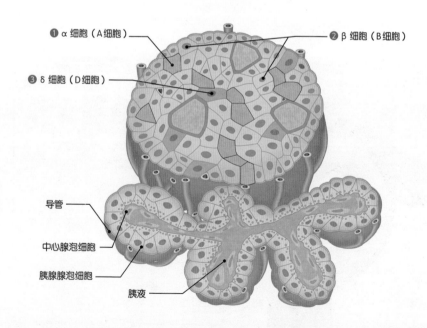

胰岛的结构

❶ α 细胞（A细胞）　　　　　　　　　　❷ β 细胞（B细胞）

❸ δ 细胞（D细胞）

导管

中心腺泡细胞

胰腺腺泡细胞

胰液

乳房的功能和淋巴结

女性乳房的隆起主要依靠皮下脂肪的堆积。在分娩后的一段时间里，乳房内的乳腺会暂时变得发达，可以分泌乳汁。此外，乳房内的淋巴结也十分发达，乳腺癌也有可能通过淋巴转移至腋下淋巴结。

乳房的结构和功能（参照本页下图）

女性乳房位于胸大肌肌膜前侧，因为皮下脂肪的堆积而隆起。乳房前侧有乳晕和凸出的乳头，乳晕在色素沉着的作用下而显得颜色较深。女性隆起的乳房下主要是皮下脂肪，但是还有另外一个重要的组织，即乳腺。乳腺由乳腺叶和输送乳汁的输乳管构成，以乳头为中心呈放射状排列。成年女性的乳腺内有15～20个乳腺小叶，输乳管开口于乳头顶端，被称为输乳孔。乳腺易受激素影响，在非妊娠时的卵泡期内，基本只能看到输乳管。

妊娠时，女性体内雌激素和黄体酮的分泌量增多，垂体开始分泌更多的催乳素，乳腺小叶便开始生产乳汁（原料从周围的毛细血管处获得）。乳汁经输乳管运输，从乳头顶端的输乳孔排出体外。输乳管在靠近乳头的位置有一块膨大的部分，被称为输乳管窦。输乳管窦具有暂时储存乳汁的作用。

乳房部的淋巴管呈网状分布，大部分汇入腋下的腋淋巴结。其实男性也会罹患乳腺癌，只是数量极少，只占1%。男性乳腺癌病例多见于60～70岁。

乳房的结构和淋巴结

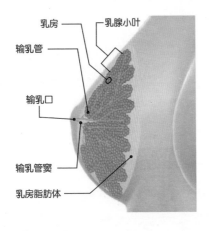

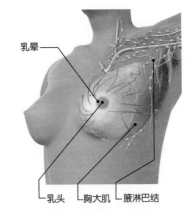

主要的泌尿生殖系统、内分泌系统疾病

肾炎（急性、慢性）

发病于肾小球，精确来说应该被称为肾小球肾炎，有急性和慢性之分。90%以上的病例是由溶血性链球菌（沙培林）引起的，且多数会有一到两周的潜伏期。在潜伏期里，多数患者会有咽炎或扁桃体炎的症状。潜伏期结束后，患者会突然出现血尿、少尿、水肿、高血压等症状。其中水肿多见于眼睑部。急性肾炎患者应注意保温并保持安静，治疗的目的应以减轻症状和预防并发症为主。小儿急性肾炎基本都能治好，但成年人的急性肾炎往往都会演化成慢性。出现这种倾向的原因尚不明确，且慢性肾炎的症状与急性肾炎基本类似。

治疗慢性肾炎时，需要依肾功能障碍的程度对生活方式进行一些限制，例如在饮食上需要保持高热量、低蛋白、低盐，此外还要避免过度劳累，尽量避免激动等。

尿路结石

在肾脏、输尿管、膀胱、尿道等尿液的通路中出现的结石都被称为尿路结石。根据结石的位置不同，又可以细分为肾结石、输尿管结石、尿道结石、膀胱结石等，但病情基本类似。根据结石的成分不同，又可分为硫酸钙结石、尿酸结石、胱氨酸结石、磷酸镁结石等。症状主要是剧烈疼痛（腹绞痛）、血尿等，也有部分尿路结石患者并不会出现症状。发病的主要原因有饮食习惯太过于西化、动脉硬化、其他生活习惯病等。

治疗方式主要有手术、声波碎石等。在结石小于10mm的情况下，可以通过多摄入水分、使用利尿剂和止痛药的方式使结石自然排出，进行保守的治疗。

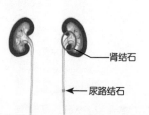

肾结石

尿路结石

慢性肾脏病（CKD）

肾功能慢慢衰弱，最后出现肾功能不全的疾病统称为慢性肾脏病。有统计表明每8个日本成年人中，就有1人罹患慢性肾脏病。各种慢性肾脏病的发病原因与具体症状都有所不同，但初期大多都没有自觉症状，当出现贫血、疲劳、水肿、夜间尿频、呼吸困难等症状时，慢性肾脏病的恶化程度就已经相当深了。当肾脏病恶化到一定程度时，就不可能自然恢复了。一旦发展到肾功能不全，则需要进行肾透析或肾移植。

由于慢性肾脏病可能由多种疾病引起，所以在治疗时需要优先治疗这些原因病。慢性肾脏病有可能引发脑卒中、心肌梗死等，所以必须尽早进行治疗。在治疗的过程中，改良生活习惯、进行膳食疗法等抑制肾功能障碍恶化的措施都是十分重要的。

膀胱癌

发病于膀胱内壁，多见于老年人。60%以上的膀胱癌患者是65岁以上的人群，其中男性患者的数量是女性的4倍左右。虽然精确的病因尚不明确，但吸烟、有害化学物质等都属于膀胱癌的诱因。膀胱癌的初期症状是血尿，如果病灶接近尿道口或膀胱颈，则还有可能出现膀胱炎的症状（尿频、尿痛、尿不尽）。当恶化到一定程度时，患者还会出现下腹疼痛、排便异常、直肠或子宫出血、肾功能衰退（输尿管闭塞而引发的肾积水导致）等。

在癌症尚未扩散或浸润程度尚浅时，可以采取内窥镜手术进行治疗。当癌症扩散或浸润程度较深时，则需要进行膀胱摘除手术，并采用放射疗法、化学疗法等手段进行治疗。

前列腺肥大

前列腺肥大会压迫尿道，还可能引发其他多种疾病。随着年龄增长，前列腺肥大的发病几率会有所提高，有数据表明，80岁以前的男性中有近八成会出现前列腺肥大的情况，但详细原因仍不明确。前列腺肥大的症状有排尿障碍、尿不尽、尿频、夜间尿频等。最严重时还有可能导致无法排尿，进而由于尿道闭塞而引起肾功能低下。

前列腺癌

前列腺的癌症可以分为多种，但多数都是前列腺癌。50岁以上的发病几率更高，有数据表明，70岁以上的人群中有近三成的人可能罹患前列腺癌，80岁以上的人群中可以达到近四成。饮食习惯的西化是加剧患病风险的元素之一。虽然现在科学研究表明，遗传基因异常和衰老时男性激素的影响可能导致前列腺癌，但具体的直接原因尚不明了。前列腺癌前期几乎无症状，但恶化后可能会压迫尿道，从而导致排尿困难、尿频、尿不尽等症状，与前列腺肥大的症状类似。病情恶化到一定程度时，还可能会出现血尿、漏尿等症状。此外，前列腺癌还可能会导致下肢水肿，转移到骨部时可能引起骨痛。

子宫癌

子宫癌可以分为宫颈癌与子宫体癌。宫颈癌发病于子宫与阴道之间的宫颈处，25岁以后患病几率上升，40～50岁时患病风险最高。研究表明，人乳头瘤病毒是导致宫颈癌的原因。子宫癌初期基本没有自觉症状，但也有出现性器官异常出血、月经异常增多等情况的可能。

子宫体部的癌可以分为子宫内膜癌、子宫肉瘤（发病于子宫壁肌层）等。其中，子宫内膜癌占子宫体癌病例的90%以上。子宫癌常见于50～60岁的女性，原因与黄体酮的分泌减少有关。由于黄体酮的分泌减少，所以对子宫内膜增殖的抑制作用变弱。在雌激素的作用下，子宫内膜的增殖加剧，子宫癌的风险随之提高。此外，摄取动物性脂肪过量、肥胖等因素也是引发子宫癌的危险因素。子宫体癌初期有异常出血症状，此外还可能出现月经异常（颜色、量、气味）、下腹部疼痛、水肿、发热、畏寒、性交痛、性交后出血等症状。

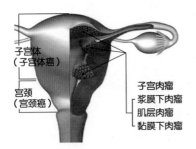

子宫体
（子宫体癌）

宫颈
（宫颈癌）

子宫肉瘤
浆膜下肉瘤
肌层肉瘤
黏膜下肉瘤

乳腺癌

乳腺癌由发生于乳腺的恶性肿瘤引发。近年来，罹患乳腺癌的人数急剧增多，同时乳腺癌也是女性中最常见的癌症。有统计表明，现在每16名日本女性中就有1人罹患乳腺癌。从是否通过淋巴管或血管发生转移来看，乳腺癌可以分为浸润性癌与非浸润性癌。罹患乳腺癌的原因与卵巢激素关系密切，成年女性都有罹患乳腺癌的可能（50岁左右时风险最高）。乳腺癌初期并无身体状况变差或是疼痛等症状，但有可能出现乳房肿瘤，所以通过定期检查是能够及时发现乳腺癌病情的。

甲状腺功能亢进症

甲状腺功能亢进症（甲亢）是甲状腺激素分泌过量，是全身代谢异常增速的内分泌及代谢系统疾病的统称，其中突眼性甲状腺肿最有代表性。垂体可以分泌促甲状腺激素（TSH），促甲状腺激素可以加快甲状腺激素的生成。甲亢多见于20～30岁的年轻人，女性患病的几率是男性的3～5倍。年轻甲亢患者的症状较重，而中年以后的甲亢患者并不容易出现症状。由于甲亢患者的身体代谢亢进，所以患者食欲较旺，体重却不断下降。除此之外，患者还容易出现甲状腺肿大、脉搏较快、手指颤抖、焦躁不安、易疲劳、易出汗等症状。甲亢属于自我免疫疾病，具体发病原因尚不明确。

糖尿病

因为胰岛素（可以使血糖值降低）不能正常发挥作用，导致血糖高居不下的疾病。由于无法正常合成胰岛素而导致的糖尿病被称为I型糖尿病，胰岛素合成量不足或是无法正常发挥作用而导致的糖尿病被称为II型糖尿病。此外，糖尿病还有可能因为遗传基因异常或妊娠引起，所以糖尿病共可以分为4种。95%的糖尿病患者都属于II型糖尿病。II型糖尿病的诱因主要是内脏脂肪过多、运动不足、肥胖、遗传、环境因素、压力过大、衰老等；而I型糖尿病的发病原因尚不明确。糖尿病的症状和轻重并非千篇一律。糖尿病的症状主要有口渴、尿量增多、体重下降、易疲劳、视物不清、起立眩晕、手脚麻痹等。但症状较轻时，多数患者并不会出现自觉症状。首选治疗方法是膳食疗法和运动疗法，必要时则需要采取药物疗法。

皮肤的结构和功能

皮肤覆盖在人体表面，可以防御多种来自外界的刺激。皮肤分为表皮、真皮、皮下组织3部分，成人皮肤的表面积可达 1.5 ~ 1.8m²。除了保护作用之外，皮肤内还有许多可以感知触觉、冷觉、温度觉、压感、痛感5种皮肤感觉的感受器，感受外界刺激。同时，皮肤也具有调节体温的功能。

◖ 皮肤的结构

❶表皮 表皮是皮肤的最外层，由复层扁平上皮细胞构成，与真皮以基底层为界。皮肤在生长的过程中，深层细胞逐渐移至浅层，最外层的表皮细胞在一个月左右的时间中变成角质层脱落。表层可以分为基底层、棘层、颗粒层、角质层等多层。

❷真皮 由胶原蛋白等纤维性结缔组织构成，在某些与表皮相接处的部位突入表皮，形成乳头。真皮内血管和神经密布，汗腺与毛囊也生长在真皮层内。

❸皮下组织 由较为疏松的疏松性结缔组织构成，脂肪细胞丰富。

皮肤的结构

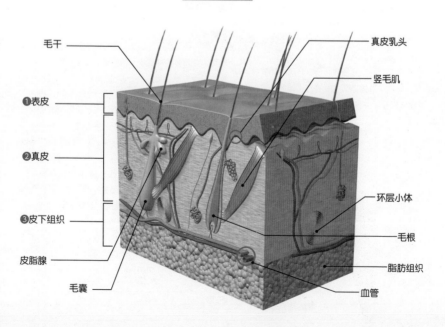

毛干
真皮乳头
❶表皮
竖毛肌
❷真皮
环层小体
❸皮下组织
毛根
皮脂腺
脂肪组织
毛囊
血管

▌出汗的原理与分类（参照下图）

皮肤较热时会向外释放汗液，使体表温度保持在一定的范围内。虽然皮肤可以通过血管乳头内的毛细血管释放热量，但体温上升时，最主要的散热方式还是分泌汗液。

❶**小汗腺**　位于皮肤较浅的部位，可以通过蒸发散热的方式降低体表温度，降温效率较高。小汗腺由于体积较小，直径只有0.4mm左右而得名。小汗腺平均每天可以分泌1.5～2L的汗液，与体温调节密切相关。小汗腺分泌的汗液中99%是水，只含有少量盐分，无色无味。

❷**顶泌汗腺**　位于腋下、乳头、阴部等特定部位，体积是小汗腺的十倍左右，所以也被称为"大汗腺"。分布位置比小汗腺深，而且分泌量更小。顶泌汗腺分泌的汗液中含有脂肪、蛋白质、铁、尿素、氨、色素等成分，呈乳白色，略黏稠。

▌痛感产生的原理

痛觉和触觉等皮肤感觉是在脑部产生的。感受器接受外界的刺激后产生"致痛物质"，神经刺激到达脑后经过脑部的解析变为各种感觉。此外，痛感可以使交感神经产生兴奋，让肌肉与血管进行收缩。当肌肉和组织出现缺氧或损伤时，也会发出致痛物质，产生痛感。

多数伤害性疼痛由伤害感受器负责。伤害感受器有两种，一种是感受外伤、跌打、烧伤等外界刺激的感受器；另一种是感受体内组织的炎症与损伤的感受器。这些感受器可以接受5–羟色胺、组胺、缓激肽等致痛物质的刺激。

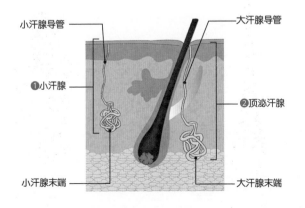

汗腺的结构

小汗腺导管　　　　　　　　　　大汗腺导管

❶小汗腺　　　　　　　　　　❷顶泌汗腺

小汗腺末端　　　　　　　　　　大汗腺末端

毛与指甲的结构

　　毛和指甲都是角质化的表皮细胞，由角蛋白构成。毛母质和甲母质通过持续不断的分裂形成角质化的细胞，构成毛发和指甲。

毛的结构

　　毛伸出表皮的部分被称为毛干，皮肤内的部分被称为毛根，毛根前端呈圆形的部分叫做毛球，包裹毛球的组织被称为毛囊。

　　毛球位于皮肤深层的皮下组织中，毛球前端内侧下凹，内部有毛母质。毛母质通过反复的细胞分裂形成新的毛发组织，将毛发一点点向外挤出。当毛发长到一定程度时，毛母质就会停止分裂，毛根从毛乳头脱离，然后从身体脱落。

　　毛囊上方有分泌皮脂的皮脂腺。皮脂腺分泌的皮质可以让皮肤与毛发的表面保持光泽，具有保湿作用。除此之外，呈酸性的皮脂可以保护皮肤免受部分细菌的伤害。毛的颜色由毛母质中的黑色素含量决定。

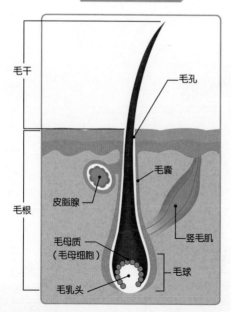

毛的结构（毛发）

毛干
毛根
毛孔
毛囊
皮脂腺
竖毛肌
毛母质（毛母细胞）
毛球
毛乳头

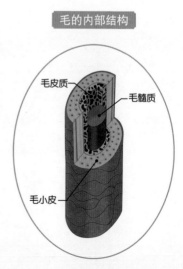

毛的内部结构

毛皮质
毛髓质
毛小皮

指（趾）甲的结构

指甲与毛发一样，也是由角质化的表皮形成的，是皮肤的附属结构，可以保护指尖。此外，很多精细的手部操作也要得益于坚硬的指甲。如果没有指甲，指尖没有骨骼的部分就会变得非常柔软，无法抓拿细小的物体。脚趾的趾甲还有保持站立时的身体稳定、保持行走时身体平衡的作用。

皮肤角质硬化形成的指甲本体被称为甲体，埋在皮肤内的部分称为甲根，甲体下方的复层扁平上皮和真皮称为甲床。在靠近甲根的位置有白色的半月状结构，名为甲弧影。该区域的皮肤尚未完全角质化，含有较多水分，所以深层皮肤中血液的颜色显现不出来，看上去呈白色。

指甲由甲根处的甲母质反复分裂增殖形成。指甲也由角质蛋白构成，依靠甲根处的甲母质分裂而伸长。指甲中含有水分，且容易受到水分的影响。当水分较少时，指甲就会变硬变脆。

指甲

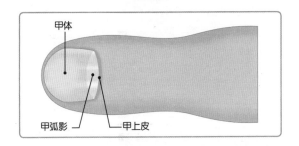

指甲和指尖的结构

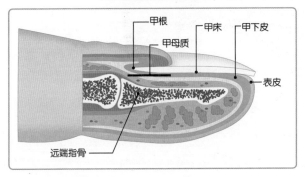

眼的结构

眼睛可以通过光线感受物体的颜色、形状、距离、运动等，能够获取多种信息。眼睛获得的信息占人类从外界获得信息的80%，是最重要的感受器之一。

眼球的结构

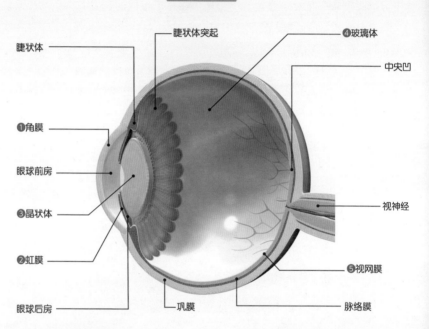

睫状体
睫状体突起
④玻璃体
中央凹
①角膜
眼球前房
③晶状体
②虹膜
眼球后房
巩膜
视神经
⑤视网膜
脉络膜

眼球外肌

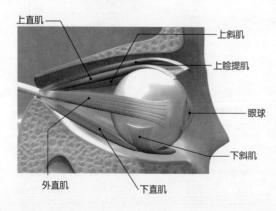

上直肌
上斜肌
上睑提肌
眼球
下斜肌
下直肌
外直肌

▎支持眼球的肌肉

眼球外侧的上方、下方、内侧、外侧都有相应的直肌，上方和下方还各有一条斜肌。这6条骨骼肌都与巩膜相连，可以控制眼球运动。这些肌肉被称为眼球外肌，在这些肌肉的作用下，眼球可以向各个方向运动，从而捕捉物体的运动。

眼球的结构

❶角膜 覆盖于前侧眼球壁的透明膜，负责折射进入眼球的光线，与晶状体相似，都是非常重要的组织。

❷虹膜 位于角膜后方，可以调节进入眼球的光线多少，中央为瞳孔。虹膜中含有黑色素，可以决定眼睛的颜色。在光线充足时，瞳孔缩小，可以减少进入眼球的光线。

❸晶状体 与角膜一起起到镜头的作用，被睫状肌牵引，通过睫状肌的收缩与舒张调节焦距。

❹玻璃体 位于晶状体后方，占据眼球的绝大部分空间。玻璃体中99%都是水分，且含有胶原蛋白，本身呈凝胶状。玻璃体可以吸收来自外界的压力和刺激，有保护眼球的作用。同时，玻璃体还负责为眼球提供氧气和养分，收集和运出代谢废物。

❺视网膜 位于眼球壁最内侧。视网膜非常薄，但是可以分为10层。视网膜能够感知从角膜和晶状体进入眼球内部的光线，并将其转换为神经信号传递给脑。视网膜没有再生功能，一旦损伤将无法修复。

视物成像的原理l（参照下图）

我们看东西时其实是在接受物体对光的反射信息。眼球就是担任这一任务的器官，常被比作一台精密的照相机。

角膜可以起到过滤的作用，晶状体在虹膜的牵引下调整光线的量，起到镜头的作用。光线在进入眼球后，受到玻璃体的折射最终到达眼球最深处的视网膜上。视网膜的作用类似于底片。投影在视网膜上的物象是上下颠倒的，但是通过脑部对视觉信息的解析，我们最后看到的物象并不会上下颠倒，而是与实物一致。

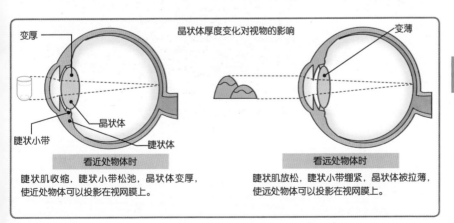

晶状体厚度变化对视物的影响

变厚　晶状体　睫状小带　睫状体　变薄

看近处物体时
睫状肌收缩，睫状小带松弛，晶状体变厚，使近处物体可以投影在视网膜上。

看远处物体时
睫状肌放松，睫状小带绷紧，晶状体被拉薄，使远处物体可以投影在视网膜上。

视物成像的原理Ⅱ

◆感光细胞与神经细胞

视网膜上布满了可以感受光线的感光细胞与传递兴奋的神经细胞层。在感光细胞的作用下，直观的视觉映像可以转化为神经信号。

感光细胞可以分为圆柱形的视杆细胞与圆锥形的视锥细胞两种。视杆细胞感光能力较强，可以感知微弱的光线，几乎遍布视网膜，但中央凹附近没有视杆细胞。

视锥细胞存在于中央凹附近，可以在光线较好的地方感知物体的颜色。

感光细胞收集的信息可以通过双极细胞与无长突细胞送往神经节细胞，然后通过视神经传至大脑。

视神经不经过脊髓，是直接与脑部相连的脑神经。视网膜收集的信息在转化为神经信号后，通过视神经传导至视觉中枢。左右两个眼球发出的视神经在颅骨中形成视神经交叉，通过外侧膝状体后成为视放线，最后到达枕叶的视觉中枢处。通过视神经被送往脑部的视觉信息是上下左右颠倒的，在经过视觉中枢处理后才会变成正常的映像。

视网膜的结构

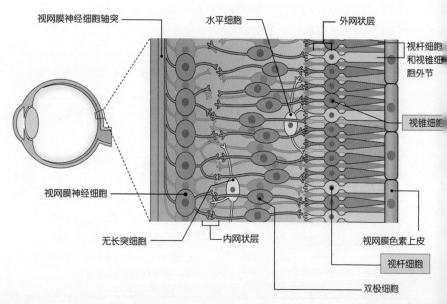

视网膜神经细胞轴突　　水平细胞　　外网状层
　　　　　　　　　　　　　　　　　　　　　视杆细胞
　　　　　　　　　　　　　　　　　　　　　和视锥细
　　　　　　　　　　　　　　　　　　　　　胞外节

视锥细胞

视网膜神经细胞

无长突细胞　　内网状层　　　　视网膜色素上皮

视杆细胞

双极细胞

▌视神经交叉

从两侧眼球视网膜发出的视神经在脑中进行左右交叉，将视觉信息分别传入对侧脑中。这一交叉结构被称为视神经交叉或视交叉。人体视神经中，一支送向对侧脑，另一支则送向同侧脑，呈半交叉的形式。从结果来看，两眼左侧的视觉信息由右脑处理，两眼右侧接受的视觉信息由左脑处理。

由于人类眼球采集到的信息会被送往对侧大脑，而且两只眼球收集到的视觉信息又会存在些许不同，于是大脑就可以依据这些信息，分析出物体的远近及立体感。这一原理被叫做双眼视觉功能。

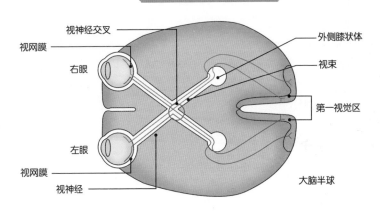

光刺激在脑内传递的路线

▌大脑内的视觉路线

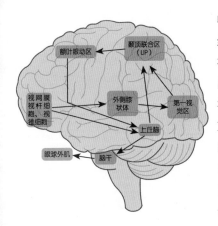

视网膜上的视杆细胞与视锥细胞在接收到光源刺激后，会将视觉信息转化为神经刺激，传递给大脑的第一视觉区。第一视觉区则可以将这些神经刺激传递给其他的神经元，进行更深层的信息处理。第一视觉区可以将信息传递给颞顶联合区的LIP和位于额叶前区（运动前区）的额叶眼动区。上丘脑在接收到这些信息后，可以分析出眼球该怎样运动。随后，脑干会向特定的肌肉（眼球外肌）发出详细的运动命令，使眼球朝向特定方向运动，捕捉物体的运动路径。

耳的结构与功能

　　耳是感受听觉和平衡感觉的重要感受器。耳由外耳、中耳、内耳3部分构成。从外耳至内耳结构的复杂程度越来越高。其中内耳最为复杂，拥有耳蜗、骨半规管等结构，合称骨迷路。

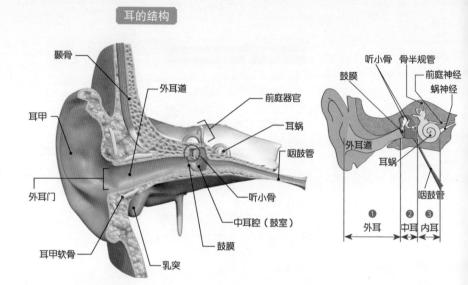

耳的结构

颞骨

外耳道

前庭器官

耳蜗

耳甲

咽鼓管

听小骨

中耳腔（鼓室）

外耳门

鼓膜

耳甲软骨

乳突

听小骨　骨半规管

鼓膜　前庭神经　蜗神经

外耳道

耳蜗

咽鼓管

❶外耳　❷中耳　❸内耳

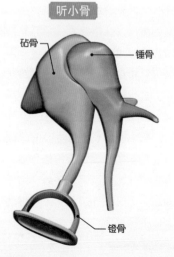

听小骨

砧骨

锤骨

镫骨

▌听小骨的结构与功能

　　听小骨位于中耳，由锤骨、砧骨、镫骨3块小骨连结而成。其中锤骨位于最外侧，与鼓膜内侧相接，镫骨位于最内侧，与前庭窗相接。镫骨只有3mm长，是人体内最小的骨。听小骨可以利用杠杆原理，将鼓膜振动进行放大并传入内耳。

耳的结构

❶外耳　包括我们能看到的耳郭、外耳门以及鼓膜之外的外耳道等，可以收集声音振动并传递给鼓膜。鼓膜位于外耳道的末端，直径8～9mm，厚约0.1mm，分为3层，倾斜存在于耳中，可以将声音振动传递给听小骨。

❷中耳　鼓膜内侧至鼓室之间的空间称中耳，包括听小骨、咽鼓管等结构。听小骨由锤骨、砧骨、镫骨3块小骨连结而成。通过外耳道到达耳膜的声音振动在3块听小骨的作用下增幅，最后传递给内耳的相关结构。咽鼓管平时是关闭的，只有在必要时才会打开，对鼓膜内外的气压进行调节，减小气压对鼓膜的压迫，防止鼓膜破裂。

❸内耳　分为耳蜗、半规管和前庭3部分，位于耳的最深处，与神经相连。耳蜗负责听觉，而半规管与前庭负责平衡感觉。耳蜗中充满淋巴液，可以将中耳处听小骨的振动转化为液体的振动。淋巴液上方的有毛细胞（共3万～4万个）可以感知液体振动并将其转化为电信号。电信号在听神经的引导下传入大脑的相应中枢进行处理。

▍膜迷路（参照下图）

膜迷路位于骨迷路内，膜迷路内侧有内淋巴液，膜迷路和骨迷路之间有外淋巴液。

膜迷路由膜半规管、椭圆囊和球囊、蜗管构成，蜗管中的声音振动转化为电信号后可以通过蜗神经传入脑部。半规管掌管旋转运动中的身体平衡，球囊和椭圆囊位于前庭位置，连接膜半规管与蜗管，掌控直线运动中的平衡感觉。

膜迷路的结构

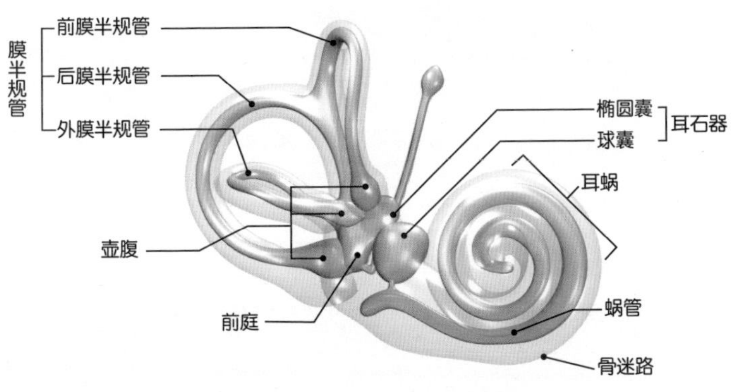

膜半规管
前膜半规管
后膜半规管
外膜半规管
壶腹
前庭
椭圆囊　耳石器
球囊
耳蜗
蜗管
骨迷路

听音辨声的原理

　　各种大小、高低、音色不同的声音都是通过空气的振动传入耳中的。从外耳到中耳再到耳蜗，声音信息都是以振动的形式传播的。耳蜗可以将振动转变为电信号，电信号在听神经的引导下传输到大脑的听觉区，听觉区将电信号解析成各种声音表现。

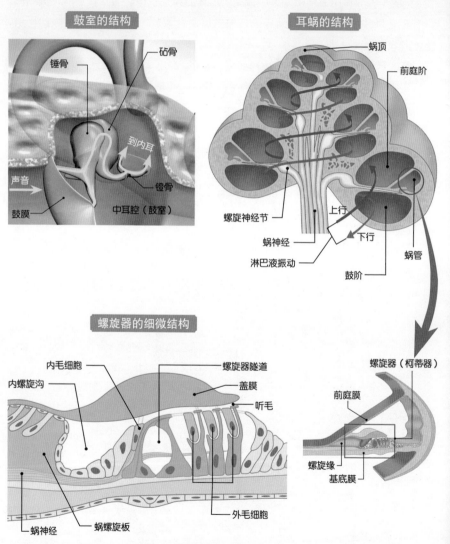

鼓室的结构

砧骨
锤骨
到内耳
声音
镫骨
鼓膜
中耳腔（鼓室）

耳蜗的结构

蜗顶
前庭阶
螺旋神经节
蜗神经
淋巴液振动
上行
下行
蜗管
鼓阶

螺旋器的细微结构

内毛细胞
内螺旋沟
螺旋器隧道
盖膜
听毛
外毛细胞
蜗神经
蜗螺旋板

螺旋器（柯蒂器）
前庭膜
螺旋缘
基底膜

从外耳道到听小骨（空气振动到固体振动）

· **外耳道到鼓膜**　外界的声音被耳郭收集，通过外耳道到达鼓膜。外耳道并不单是声音传输的一个通道，它还可以让内部的空气产生共鸣，增大振幅。另外，耳郭表面凹凸不平的结构也能够产生共鸣，增大声音的振动幅度。

· **鼓膜到听小骨**　进入耳中的空气振动传递到鼓膜后，使鼓膜产生振动。鼓膜相对于外耳道，约以30°的斜角向下倾斜，能够很好地感知声音信息。鼓膜产生振动后，可以带动内侧的听小骨产生振动，使声音传递到耳的更深处。

· **听小骨到内耳**　锤骨在鼓膜的带动下产生振动，随之将振动传递给砧骨和镫骨，最后再将振动传递给内耳。锤骨和砧骨之间有肌肉连接，如果外界传来的声音过大，这块肌肉就会收缩，抑制声音的传导，防止内耳受伤。鼓室可以将声音振动进一步放大，声音振动传至内耳的耳蜗时，已经是声音传入耳蜗时的20倍以上了。

耳蜗的作用（固体振动到液体振动）

耳蜗因为形似蜗牛壳而得名，内部为充满淋巴液的蜗管。耳蜗是一个容积不满0.5mL的细小感受器，但同时也是听觉器官中最重要的一个。从镫骨底传导至耳蜗前庭的声音振动沿耳蜗螺旋上行，到达蜗顶后转移至鼓阶开始下行。当有声音振动传来时，耳蜗内的淋巴液也会产生振动。

声音在通过各阶段的传输后，由空气和骨的振动在耳蜗处变为液体振动。耳蜗每个部位能够感知的声音频率是不同的，蜗管入口附近可以感受到的频率较高，而后端能够感受到的频率则较低。

螺旋器的细微结构（将振动转化为电信号并送至大脑）

蜗管内的淋巴液振动可以带动蜗螺旋板上的螺旋器（柯蒂器）振动，螺旋器内的毛细胞便会随之振动。毛细胞的顶端长有听毛，当听毛感受到震动时，就能将机械的振动转化为电信号，并将电信号送至与毛细胞相连的蜗神经处。大脑皮质的听觉区可以对电信号进行解析，转换成各种声音表现。

平衡感觉原理

耳不仅是听觉器官，还可以感知身体的平衡感。内耳的外半规管、前半规管、后半规管及耳石器（椭圆囊和球囊）构成的前庭器官就是掌握平衡感的结构。

壶腹嵴的结构

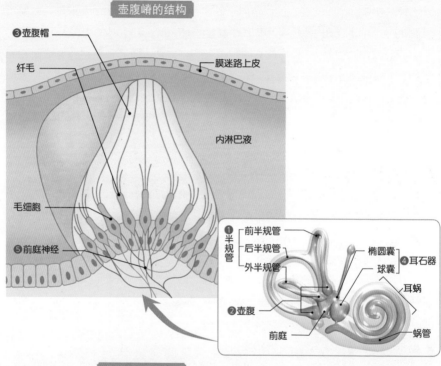

❸壶腹帽
纤毛
膜迷路上皮
内淋巴液
毛细胞
❺前庭神经

❶半规管
前半规管
后半规管
外半规管
❷壶腹
前庭
椭圆囊
球囊
❹耳石器
耳蜗
蜗管

位觉斑（内部）

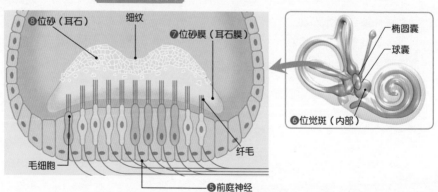

❽位砂（耳石）
细纹
❼位砂膜（耳石膜）
毛细胞
❺前庭神经
纤毛

椭圆囊
球囊
❻位觉斑（内部）

■前庭迷路（半规管、耳石器）的作用

耳除了听觉之外，还有一个非常重要的作用就是感知身体的平衡。耳部对平衡的感知依靠的是前庭迷路（位于内耳）。前庭迷路由3个半规管和耳石器（椭圆囊、球囊）构成。半规管可以感知旋转运动，耳石器可以感知头部的倾斜。

❶半规管（外侧、前侧、后侧） 半规管呈半圆形，每两条相互之间呈垂直排列，可以感知头部旋转时的速度与方向，能够感受立体空间中的旋转运动。前半规管与后半规管负责感知垂直方向的旋转运动（上下，垂直方向），外半规管负责感知水平方向的旋转（左右，水平方向）。

❷壶腹 每条半规管根部的一侧都有一部分较为膨大，被称为壶腹，内部充满淋巴液。壶腹部内侧有一个名为壶腹嵴的结构，能够随着淋巴液的流动情况来判断身体的运动情况。壶腹嵴处的神经细胞从淋巴液的流动中采集到信息后便会产生电信号，电信号通过前庭神经传入脑中。

❸壶腹帽 壶腹嵴部毛细胞的纤毛被凝胶状的物质包裹起来形成壶腹帽。当头部旋转时，半规管内的淋巴液就会在惯性的作用下相对逆向运动。此时壶腹帽在淋巴液的推动下开始摇摆，刺激毛细胞，使后者感知出人体运动变化。

❹耳石器 耳石器可以感知身体的倾斜与直线运动。耳石器由鸡蛋形的椭圆囊、圆形的球囊构成，内部都充满淋巴液，二者一起配合，感受人体运动变化。

❺前庭神经 引导半规管与耳石器产生的电信号走向脑部的器官。与蜗神经合流后形成内耳神经。

■感知平衡感觉的前庭（参照上页图）

与半规管不同，内耳中央的前庭能够感受头部或身体的倾斜与直线运动。在椭圆囊和球囊的壁上长有能够感知头部倾斜的❻位觉斑。位觉斑的毛细胞处聚有细小的碳酸钙结晶，即❽位砂（耳石）。位砂外侧有一层胶质膜，被称为❼位砂膜（耳石膜），将位砂包裹在内。当头部竖直时，椭圆囊中的位砂呈水平分布，球囊中的位砂呈竖直分布。当头部倾斜时，椭圆囊与球囊中的淋巴液流动，位砂的位置就会随之改变，对纤毛从不同的方向施加压力。当毛细胞通过纤毛收集到信息后，就可以产生电刺激。电刺激沿着前庭神经到达脑干与小脑，然后被解析。

嗅觉和味觉的原理

· **嗅觉**　嗅觉是由嗅上皮中的嗅细胞产生刺激，然后被大脑边缘系统解析而产生的。边缘系统出现较早，掌管的感觉也较为原始。因此，嗅觉在五感中也是属于比较原始和本能的感觉，与记忆和感情的联系较为紧密。

· **味觉**　舌是感知味觉的器官，属于消化系统的一部分。舌既担任着将食物送入食管中的任务，又担任着说话交谈的重要任务。舌表面长有味蕾，能够感受到甜、咸、酸、苦、鲜等味道。

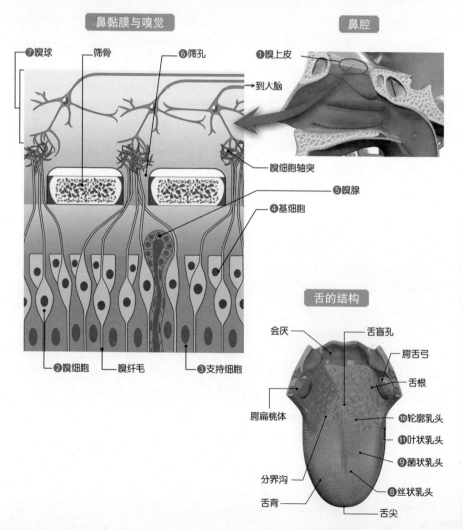

鼻黏膜与嗅觉　　　　　　　　　　　　　　鼻腔

❼嗅球　　　筛骨　　　　❻筛孔

❶嗅上皮

→到人脑

嗅细胞轴突

❺嗅腺

❹基细胞

❷嗅细胞　　　嗅纤毛　　　❸支持细胞

舌的结构

会厌　　　　　　舌盲孔

腭舌弓

舌根

腭扁桃体

❿轮廓乳头

⓫叶状乳头

❾菌状乳头

分界沟

❽丝状乳头

舌背

舌尖

● 嗅觉刺激的传导方法（参照上页图）

空气中带有气味的挥发性化学物质是多种分子的混合物，当它们被吸入鼻腔时，就会被鼻腔上部的❶嗅上皮所感知。嗅上皮位于左右鼻腔的上方，面积约 $1cm^2$，并不算大。嗅上皮中分布有感知气味的❷嗅细胞、❸支持细胞、❹基细胞、❺嗅腺（鲍曼腺）等结构。

嗅细胞是双极神经细胞，一端的轴突从支持细胞的间隙通过，突出于嗅区黏膜上皮细胞浆液层的表面；另一端（中央突）从鼻腔顶端的❻筛孔通入颅腔，成为嗅神经，与大脑前下方的嗅球相连。总结来说，气味分子进入浆液层后，先到达轴突末端的嗅毛处，与受体结合之后使嗅细胞产生刺激，最后神经刺激在嗅神经的传导下被送至❼嗅球。经过嗅球处理的嗅觉信息会被传送到边缘系统和额叶的部分区域。由于边缘系统掌控的是较为本能的功能，是脑中较为原始的部分，所以嗅觉也属于原始的感觉，与人的本能、情感和记忆密切相关。因为嗅到某种特定气味而唤醒过去记忆的现象被称为"普鲁斯特效应"。

● 舌的结构与功能（参照上页图）

舌的表面分布有一些凹凸不平的舌乳头。根据结构，舌乳头可以分为以下几类：❽末端出现角质化现象的丝状乳头；❾未出现角质化，可以看到内部红色血管的菌状乳头；❿在舌根与舌体的交界处呈"V"字形排列的轮廓乳头；⓫分布于舌两侧，呈襞状的叶状乳头。除了丝状乳头以外，其他乳头都有味蕾分布，可以感知甜、咸、酸、苦、鲜5种味道。

▌味蕾的结构

味蕾呈纺锤形，位于黏膜上皮内。每个味蕾中有几十个⓬味细胞。味细胞末端的微绒毛从舌表面的味孔处露出，可以感受到溶入唾液或食物液体中的味觉物质。味蕾周围的❸支持细胞就像木桶的框架一样，对味蕾起到支撑的作用。味蕾产生的味觉刺激通过延髓中的孤束核进入大脑颞叶的味觉区，然后被解析为各种味道。

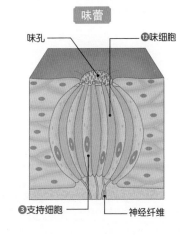

味蕾

味孔　　　　　　　　⓬味细胞

❸支持细胞　　　　神经纤维

主要的感觉系统疾病

皮肤癌

皮肤癌是发生于皮肤的恶性肿瘤的统称，大致可以分为棘细胞癌、基底细胞癌、恶性黑素瘤等。皮肤癌的原因有许多，紫外线、烧伤与外伤、放射线照射等都是可能引发皮肤癌的原因。近几年来，皮肤癌的发病几率增加越来越受到人们的关注。由于皮肤癌的症状比较明显，如皮肤疣、黑痣增多等，所以皮肤癌的发现也会早于其他癌症，有利于早发现早治疗。罹患棘细胞癌时，皮肤会变得疙疙瘩瘩，恶化到一定程度后会出现流脓或出血的情况。基底细胞癌则容易发生于眼周、鼻、上唇周围等区域，症状是出现黑色或灰黑色的有光泽疣，并会逐年增长。恶性黑素瘤的症状是皮肤上出现类似于疣的周围参差不齐的黑色斑点，多发于足内侧、指甲下层，易转移。一旦皮肤产生病变的直径达到 5 ~ 6mm 或以上，就需要特别注意。

各种皮肤癌的致病原因和具体治疗方法不尽相同，但基本治疗方法是手术切除、放射疗法、化疗等。

特应性皮炎

特应性皮炎是一种过敏性疾病，症状有瘙痒、出疹等。曾经是乳儿才会患的疾病，但现在包括成人在内的全年龄层都有可能罹患这种疾病。特应性体质（过敏体质）等遗传因素、皮肤干燥、环境等因素都可能诱发特应性皮炎，症状有皮肤干燥、红肿、起疙瘩、瘙痒等。乳儿患病时皮肤潮湿发胀、疙疙瘩瘩；小儿发病时皮肤发干，起汗疹；成年人发病时皮肤干燥粗糙、发硬，还会出现痒疹等症状。特应性皮炎的症状会随着年龄增长而变化。

治疗时可以使用药物疗法，如类固醇等免疫抑制药物和止痒药物等。除此之外，还需要注意寻找和排除过敏原。

舌癌

舌癌约占口腔内癌症的一半，但从全部癌症病例来看，舌癌只占3%，比例并不高。舌癌的发病位置是舌前方三分之二的区域（舌后部癌症被归为舌根癌），所以比较容易发现。舌癌初期并无太多症状，但是通过观察舌两侧、表面、下面是否有发板发硬的情况就能及时发现。舌癌恶化到一定程度时，会出现剧烈疼痛。舌癌发生的具体原因尚不明确，但研究表明，与饮酒、吸烟、假牙、蛀牙等慢性刺激有关。

治疗舌癌时可以单独或组合使用手术、放射疗、化疗等手段。舌癌在初期就有可能转移到淋巴结，有时需要进行手术切除。舌担任着摄食、咀嚼、吞咽、发音等多种任务，术后这些功能的八成以上会受到损伤。

知觉障碍

知觉障碍是知觉产生异常的疾病，如痛感、温觉、触觉或深层感觉（肌肉和关节位置感觉、深层肌肉痛觉、震动感觉等）出现异常，对刺激过度敏感，知觉阈值上升、感觉神经迟钝，麻痹、剧痛等知觉异常等。发病原因有脑梗塞或出血造成的脑干局部损伤、脑障碍、脊髓损伤、肿瘤造成的脊髓损伤、神经丛炎症等。此外，心因性原因、药物、中毒等都有可能造成知觉障碍。

治疗知觉障碍时，要首先治疗诱发知觉障碍的病症。针对疼痛症状，可以采取止痛药止痛，也可以采取温热疗法、寒冷疗法、远红外疗法、激光疗法等理疗方法。此外，还可以采用神经组织等外科疗法、运动疗法、认知行为疗法等减轻症状。

嗅觉障碍

嗅觉障碍分为无法感知气味、无法分辨气味、无法耐受轻微臭味、将好的气味错认为臭味等多种。

一半以上的嗅觉障碍是无法分辨气味，即嗅觉功能低下。根据产生问题的区域不同，嗅觉障碍可以分为呼吸性嗅觉障碍、末梢性嗅觉障碍、中枢性嗅觉障碍等。呼吸性嗅觉障碍可能因为鼻中隔偏曲、鼻窦炎、过敏性鼻炎等鼻部疾病引起。末梢性嗅觉障碍则可能因为嗅上皮障碍或细神经损伤等原因引起。中枢性嗅觉障碍的发病原因有头部外伤、脑肿瘤、脑梗死、衰老等。

嗅觉障碍的治疗方式需要依照症状程度和发病原因而定。进行治疗时，除了需要针对诱发嗅觉障碍的疾病进行治疗，还可以采取药物疗法与手术疗法等进行直接治疗。药物疗法中常用的药物为类固醇类药物。

白内障

白内障是因晶状体混浊而导致视物模糊的疾病。随着年龄增长，晶状体浑浊的情况可能加剧。

50～60岁人群中有60%的人出现白内障症状，60～70岁为70%，70～80岁为90%，这种白内障被叫做老年白内障。晶状体混浊是因为蛋白质变性混浊引起的，除了衰老之外，糖尿病、特应性皮炎、视网膜脱离、放射线照射、类固醇药物副作用、营养不良等多种原因也有可能导致晶状体混浊。晶状体混浊可能造成视物模糊、畏光等症状，严重时会影响视力。

根据发病原因不同，白内障的症状和恶化速度也有所不同。初期可以通过滴眼药水等方式进行抑制。当恶化到一定程度后，就需要采取手术摘除和移植晶状体的方法进行治疗。

绿内障（青光眼）

因为眼压升高导致视神经异常，进而导致视力或视野出现异常的疾病，严重时可导致失明。造成绿内障的原因有很多，但症状都包括视野变狭。急性绿内障发病时，眼压突然上升，导致眼目疼痛、头痛、恶心等症状。慢性绿内障的症状会慢慢加深，出现视野变狭的情况。由于视野变狭的区域可以通过另一只眼进行感知，所以在前期并不容易发现，多会出现错过最佳治疗时机的情况。绿内障引起的神经损伤是无法复原的，视野也无法回复到正常状态。所以早发现早治疗是十分重要的。

绿内障的治疗也需要根据原因和症状进行选择。当慢性绿内障还未出现视野受损时，可以使用滴眼药进行药物治疗。如果无法阻止病情恶化，就需要采取激光疗法或手术治疗了。此外，即使眼压一度稳定，也有可能再次复发，所以需要持续关注。

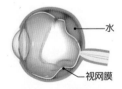

视网膜脱落，下部充满水。

视网膜剥离

视网膜剥离是眼球内侧的视网膜脱落而导致视力低下的疾病，大致可分为原发性视网膜剥离和继发性视网膜剥离等。发病原因有衰老、糖尿病等疾病、对脑部和眼球造成的物理冲击等。视网膜剥离一般不会出现痛感，所以比较难以发现，但是视网膜剥离也会有一定的前兆，如飞蚊症等。有时黄斑部分也会剥离，从而导致视力急剧受损，甚至可能会导致失明。

治疗视网膜剥离时，可以通过激光凝固术将有脱落风险的视网膜与眼底固定。如果已经出现脱落，则可以通过晶状体手术、巩膜扣压术等方式进行治疗。

梅尼埃病

梅尼埃病患者往往会同时出现眩晕、耳聋、耳鸣、耳内闷胀4种症状，属于内耳疾病。梅尼埃病的病理改变主要是膜迷路积液（内淋巴水肿），但是膜迷路积液的具体原因尚未判明。

梅尼埃病症状的发作是突然性的，发病时可能会出现持续半小时至数小时的严重眩晕，并伴有恶心、呕吐、冷汗、脸色苍白、脉搏加速等。此外，耳聋、耳鸣、耳内闷胀症状会与眩晕一同出现，并随着眩晕程度的减弱而消失。梅尼埃病发病的频率在数日一次至一年一次不等，与精神和身体疲劳、压力、睡眠不足等因素有关。

该病的治疗方法以药物治疗为主。症状不严重时，可以使用利尿剂减轻水肿程度，当发作过于频繁且耳聋症状严重时，需要尽早进行手术治疗。

TITLE:［人体の全解剖図鑑］

BY:［水嶋章陽］

Copyright © Akihiko Mizushima 2015

Original Japanese language edition published by NIHON BUNGEISHA CO., LTD.

All rights reserved. No part of this book may be reproduced in any form without the written permission of the publisher.

Chinese translation rights arranged with NIHON BUNGEISHA CO., LTD.,Tokyo through NIPPAN IPS Co., Ltd.

本书由日本株式会社日本文艺社授权北京书中缘图书有限公司出品并由河北科学技术出版社在中国范围内独家出版本书中文简体字版本。

著作权合同登记号：冀图登字 03-2017-022

版权所有·翻印必究

图书在版编目（CIP）数据

3D 人体解剖百科手册 /（日）水岛章阳著；孙越译
. -- 石家庄：河北科学技术出版社，2017.6（2024.2 重印）
ISBN 978-7-5375-8935-2

Ⅰ . ① 3… Ⅱ . ①水… ②孙… Ⅲ . ①人体解剖学—手册 Ⅳ . ① R322-62

中国版本图书馆 CIP 数据核字 (2017) 第 101686 号

3D 人体解剖百科手册

［日］水岛章阳◎著　孙　越◎译

策划制作：北京书锦缘咨询有限公司
总策划：陈　庆
策　划：李　伟
责任编辑：刘建鑫
设计制作：王　青

出版发行　河北科学技术出版社
地　址　石家庄市友谊北大街 330 号（邮编：050061）
印　刷　天津市蓟县宏图印务有限公司
经　销　全国新华书店
成品尺寸　145mm×210mm
印　张　8.75
字　数　280 千字
版　次　2017 年 8 月第 1 版
　　　　　2024 年 2 月第 10 次印刷
定　价　49.80 元